Reinhardt Stefan Tomek

Die 10 Gebote der Lebensfreude
Genieße Dich gesund! Das ÖkoWellness-Konzept

AF514364

Reinhardt Stefan Tomek

Die 10 Gebote der Lebensfreude
Genieße Dich gesund!
Das ÖkoWellness-Konzept

Plus Schadstoffkatalog der E-Nummern
und wissenschaftlichen Beweisen für die Gesundheitswirkung
von Öko-Produkten

Verlag D. Fischer Berlin

Impressum:
Die Deutsche Bibliothek- CIP –Einheitsaufnahme

Reinhardt Stefan Tomek:
Die 10 Gebote der Lebensfreude
Genieße Dich gesund! Das ÖkoWellness-Konzept

Plus Schadstoffkatalog der E- Nummern und wissenschaftlichen Beweisen für die Gesundheitswirkung von Öko-Produkten

2, aktualisierte Auflage
Verlag D. Fischer Berlin, 2010
Lektorat: Elisabeth Schricker

ISBN 978-3-923135-52-3

Copyright
Alle Rechte für alle medialen Verwendungen, auch auszugsweise, liegen beim Verlag D. Fischer und R. S. Tomek, Müggelseedamm 162, D-12587 Berlin.
Dieses Werk ist einschließlich seiner Programme, Verfahren, Markennamen, Begriffe wie „ÖkoWellness“, „Synergie-Bilanz“ und anderer Gebrauchsnamen, insbesondere auch Rezepte und Produktnamen urheberrechtlich geschützt.
Jede Verwertung außerhalb der strengen Grenzen des Urheberrechtes ist ohne schriftliche Zustimmung des Verlages unzulässig und strafbar. Dies gilt auch für Namen und Begriffe, die nicht eigens angeführt werden.
Info: www.oekowellness.de; Email: berlin@oekowellness.de

„Ich will den Menschen lieber auf Grund meiner Naturkenntnisse offen verkünden, was ihnen dienlich ist, auch wenn es keiner begreift, als etwa durch Zustimmung zum Unsinn den brausenden Beifall der Menge auf mich lenken."

Epikur, 300 v. Chr.

„Die Ursachen, die unsere heutige Menschheit mit dem Untergang bedrohen, tragen ganz offensichtlich den Charakter eines Massenwahns, einer Neurose. Und sie liegen so offen zutage, dass viele sie gerade ihrer Offenkundigkeit und Banalität wegen nicht zu sehen vermögen."

Konrad Lorenz, 1985

„Deine Nahrung soll Deine Heilung sein, Dein Heilmittel Deine Nahrung."

Hippokrates, 460 v. Chr.

„Es ist nicht möglich, lustvoll zu leben, ohne einsichtsvoll, vollkommen und gerecht zu leben, ebenso wenig, einsichtsvoll, vollkommen und gerecht zu leben, ohne lustvoll zu leben."

Epikur, 300 v. Chr.

Inhaltsverzeichnis

Vorwort zur 2. Auflage

Lieber Leser,
die 2. Auflage der Bücher „Die 10 Gebote der Lebensfreude“ (erhältlich einmal mit dem Test zur persönlichen Stoffwechseltypbestimmung und einmal ohne diesen), beinhaltet notwendige Änderungen und Korrekturen.

So haben wir u.a. die Liste der bedenklichen und unbedenklichen erlaubten Zusatzstoffe für Lebensmittel, die E- Nummern, aktualisiert.

Seit der letzten Auflage wurde die sogenannte Öko- bzw. Bioverordnung der EU novelliert. Die Verordnung 2092/91, die seit 1992 immer wieder aufgrund der Lernprozesse der ökologischen Anbauverbände und Ihrer Mitglieder verbessert und zum Teil auch erleichtert wurde, trägt nun die Kennnummer 834/2007. Diese ist gesetzliche Grundlage für alle unverarbeiteten und verarbeiteten Produkte aus zertifiziert ökologischem Anbau. Die Verordnung berücksichtigt aber nach wie vor weder gesundheitliche Kriterien noch CO_2-Kriterien. So dürfen leider Produkte, die keinerlei gesundheitliche Wirkung haben, ja sogar ungesunde Fette oder Acrylamide etc. enthalten und/oder aus fernen Ländern aufwendig zu uns transportiert werden, auch unter der neuen Verordnung der EU als Bio-Produkte verkauft werden. Damit der Verbraucher wenigstens im Hinblick auf den gesundheitlichen Nutzen von Lebensmitteln nicht länger getäuscht werden darf, trat 2008 die EU Health Claims Verordnung in Kraft, die einen Meilenstein in punkto Verbraucherschutz darstellt und die wir zu Ihrer Information in ihren wichtigsten Punkten im Anhang abdrucken.

Doch das einzige Gütesiegel auf dem Markt, das sowohl gesundheitliche Kriterien wie auch die ökologischen und die CO_2-Kriterien berücksichtigt, ist unsere Marke **ÖkoWellness** bzw. engl. **EcoWellness.** Aus diesem Grund hat sich unser Qualitätssiegel, das alle wesentlichen Merkmale für eine nachhaltige, gesunde und ethische Lebensweise beinhaltet und darüber hinaus den individuellen Genuss als wichtiges Kriterium miteinbezieht, noch weiter durchgesetzt. In den letzten Jahren wurde mir, vielen Ärzten und Therapeuten immer bewusster, dass Prävention und ein langes Leben in Gesundheit nach den Grundsätzen der WHO (Die Gesundheit des Menschen ist „ein Zustand des vollständigen körperlichen, geistigen und sozialen Wohlbefindens und nicht nur das Fehlen von Krankheit oder Gebrechen".) eine individuelle und sehr komplexe Angelegenheit ist.

Körper und Geist stellen ein komplexes, ökologisches System dar. Wenn es in sich und mit dem Umfeld (= Oikos) um uns herum in Balance ist und und positive Synergien bildet, nehmen wir Wohlbefinden und nachhaltige Freude wahr, die schon der Philosoph Epikur (350 v Chr.) als Quelle der Gesundheit definiert hat.

Geprägt wird dieses unser Ökosystem (neueste Forschungen bestätigen das) zu ca. 30% von unserer genetischen Disposition, wofür die Blutgruppe ein wichtiger Stempel ist, zu ca. 40% von der frühkindlichen Phase (vom 4. Lebensmonat im Bauch der Mutter bis zum 6./7. Lebensjahr) und der Phase der Pubertät, die eine totale Zellerneuerung und hormonelle Umstellung bedeutet. Die restlichen Faktoren können wir durch unsere Art zu leben, zu essen, zu arbeiten, zu wohnen, wie wir uns bewegen und vor allem durch unser Beziehungsleben beeinflussen. Dazu müssen wir allerdings wissen, was uns geprägt hat, was uns Energie und Freude bringt und nimmt, kurz, welcher Typus wir sind. Dafür bietet dieses kleine Buch den Einstieg und die Hilfe zur Selbsthilfe.
Schreiben Sie mir, wenn Sie Fragen haben oder wenn Ihnen dieses Buch Hilfe und Erkenntnis bringt, denn das ist meine größte Freude.

Ihr Reinhardt Stefan Tomek

Einleitung

ÖkoWellness: Eine neue Qualität. Was bedeutet das für Sie?

Das Konzept „ÖkoWellness“ ist das Ergebnis von 20 Jahren Theorie und Praxis. ÖkoWellness-Standards bei Ernährung, Bewegung, Entspannung und Analyse sind Teil einer umfassenden Philosophie und einer synergetischen Therapie, die mehr Wirkung und Erfolg hat als alles, was bisher an Diäten und Programmen angeboten wurde.

Wellness - das von amerikanischen Arbeitsmedizinern geschaffene grandiose Prinzip der Vorbeugung durch Therapien, Beratung und Produkte, um den Zustand des „energiereichen Wohlfühlens“ als Ergebnis körperlichen und seelischen Gleichgewichtes zu erreichen - ist undenkbar ohne die richtige, individuelle, giftfreie Ernährung und Bewegung. Die Ernährung muss aber nach genauer Analyse auf den eigenen Typus, auf die Blutgruppe und das Blutbild und auch auf das eigene Geschmacksempfinden ausgerichtet werden. Der kreative, individuelle Genuss selbst hat heilende Wirkung. Nur durch die Synergie aus sinnlichem Genuss und individueller Entspannungs- und Bewegungstherapie entsteht eine nachhaltige heilende und präventive Wirkung. Das haben mir 20 Jahre praktische Erfahrung gezeigt. Deshalb sind alle einseitigen Diäten und Kasteiungen sowie wochenlange Fastenkuren auf den Müllhaufen der Irrtümer zu werfen. (Wobei es sehr gut ist, einmal in der Woche zu fasten oder einfach wenig zu essen und viel Flüssigkeit zu trinken.)

Leider wird der so erfolgreiche Begriff „Wellness“ - eine Wortschöpfung aus „wellbeing“ (= Wohlgefühl) und „Fitness“ - oft für ein Megageschäft missbraucht. Das Zauberwort „Wellness“ steht auf vielen Produkten und bei Diensten, die nutzlos oder schädlich sind, weil einfach keiner das Wort „Wellness“ geschützt hat und keine Qualitäts-Standards gesetzt wurden. Der Deutsche Wellnessverband bemüht sich redlich, zumindest für seine Mitglieder, dem entgegen zu wirken, indem er seriöse Zertifizierungen anbietet. Die aber sind in keiner Weise Pflicht. Und Hand aufs Herz: Können Sie sich wirklich vorstellen, dass sich ein „Wellness-Zustand" bei Ihnen einstellt, wenn Sie wissen, dass die Nahrung von gequälten, mit Antibiotika und Chemie gefütterten Tieren, von mit Pestiziden und chemischen Düngern behandelten oder genetisch veränderten Pflanzen stammt? Dass Delikatessen, Säfte, Getränke, Saucen und andere fertige Lebensmittel mit Konservierungs- und Farbstoffen, Geschmacksverstärkern und künstlichen Süßstoffen billig hergestellt und haltbar gemacht werden? Dass sich im Wasser zahlreiche synthetische Schadstoffe befinden und dass jede Menge Chemie in Packungen, Hautcremes, Massageölen, Badezusätzen, Shampoos etc. steckt? Kommt da noch wahre Freude auf? Die Wortkombination und Marke „ÖkoWellness" ist geschützt durch gesetzliche Regelungen und ausschließlich zertifizierte Firmen und Therapeuten dürfen den Begriff „ÖkoWellness" verwenden. **ÖkoWellness steht für eine neue Qualität des Lebens, für kreativen, individuellen Genuss und Wohlgefühl, für Wellness ohne chemische Schadstoffe.**

Ich habe den Begriff „ÖkoWellness" und nicht „BioWellness" gewählt, weil Öko, bedingt durch den griechischen Wortstamm *oikos* (= Lebensraum), nicht nur die nachwachsenden Rohstoffe und die Tierzucht betrifft, sondern unser gesamtes ethisches Verhalten im Verhältnis zu unserem Planeten, der durch eine Wegwerfphilosophie und die Konsumlüge droht, vernichtet zu werden.

Was mein Buch „Genieße Dich gesund! Synergie als neue Lebenskunst" (ISBN 3-923135-36-X) umfassend erläutert, fasst diese Broschüre in prägnanten 10 Geboten zusammen.

Reinhardt Stefan Tomek

Erstes Gebot

Iss und trink überwiegend ökologisch zertifizierte, giftfreie, echte Lebensmittel und Getränke, wenigstens zu 50%, und verwende ökologische Pflegeprodukte für Haut, Zähne und Haare. Hier finden Sie die Geheimnisse, die sich hinter diesem Gebot verbergen...

Du bist, was Du isst – heißt es in einem Sprichwort. Doch wer von uns weiß schon wirklich, was er tagtäglich in sich hineinstopft und welche Inhaltsstoffe der Lebensmittel wirksam sind für Immunsystem, Wachstum und Jugend oder schlecht für Lebensfreude und Gesundheit. In dieser Broschüre werden Sie es erfahren. Selbst, ob die Gesichtshaut faltig wird oder glatt bleibt, die Haare wachsen oder ausfallen, hängt nicht so sehr von dem Gebrauch entsprechender Kosmetika ab, sondern viel mehr von der richtigen Ernährung. Esswaren sind Genuss-Mittel – also zum Genießen da! Aber wir essen meist im Stress, selten mit Lust, kaum je bewusst und dann vielleicht auch noch das Falsche. Fehlernährungen sind weit verbreitet und eine der Hauptursachen für Krebs, Herzinfarkt, Rheuma und Diabetes.
Vor allem aber, wer achtet konsequent beim Einkauf der Lebensmittel auf das Kleingedruckte, auf Inhaltsstoffe, auf Konservierungs- und Süßstoffe? Wer stellt sich zumindest die Frage: Warum ist Bio wirklich besser?

Was ist überhaupt Bio oder Öko?

Ökologische Produkte sind zertifiziert nach den Richtlinien der EU-Ökobasisverordnung 834/2007 und nach dieser Norm wurden die Standards des BIO-Siegels der Bundesregierung festgelegt. Das heißt: 100% eines unverarbeiteten Produktes und mindestens 95% aller Bestandteile eines verarbeiteten Produktes müssen von Betrieben stammen, die sich den strengen Prüfungen und Zertifizierungen unterworfen haben. Nur dann darf ein Betrieb oder ein Produkt als „ökologisch" oder „biologisch", „Bio" oder „Öko", ausgewiesen werden. Das bedeutet unter anderem: Chemischer, synthetischer Dünger, chemische Schädlingsbekämp-

fungsmittel oder Unkrautvernichter sind ebensowenig erlaubt wie Wachstumsverstärker, Sulfonamide, chemische Konservierungsstoffe, synthetische Farbstoffe, Geschmacksverstärker, künstlicher Zucker, Bestrahlung, gentechnisch veränderte Lebensmittel oder wie Schadstoffe in den Produkten der Massenhaltung gequälter, gestresster, mit Pharmazeutika am Leben gehaltener Tiere und vieles andere, was in konventionellen Lebensmitteln steckt oder zu deren Fertigung gestattet ist.
Nur wer - oft nach 3 Jahren Wartezeit als Umstellbetrieb - endlich die Öko-Kontrollstellennummer bekommen hat, darf sich ökologischer oder biologischer Betrieb nennen. Und jedes Jahr wird der Betrieb erneut geprüft, muss die Buchhaltung offengelegt und Zugang zu allen Räumen gegeben werden. Die Prüfung kann ohne Vorankündigung erfolgen und es kann auch verlangt werden, das Prüfungszertifikat aller Zulieferer nachzuweisen, Jahr für Jahr. Das alles kostet nicht nur viel Geld und Mühen, es bedeutet auch neu investieren, das Eingehen großer Risiken und stets eine komplette Erneuerung des Wissens. In der Zeit der Umstellung von einem normalen auf einen Biobetrieb verliert der Weinbauer, Gemüse- oder Getreidebauer oft die Hälfte der Ernte, weil er kein Gift mehr verwenden darf, aber der Boden sich noch nicht durch natürliche Mittel, wie Gründüngung, Kompostierung, die Ansiedlung von natürlichen Bodenbearbeitern, Kleinlebewesen, Hecken und durch Abkehr von der Monokultur etc. erholt hat und weil vieles erst gelernt und ausprobiert werden muss. Sehr viel mehr Handarbeit und Pflege erfordert mehr Personal. Mehr Mühen, mehr Kosten, mehr Risiken. Verarbeitende Betriebe, die Lebensmittel erzeugen, und die Gastronomie dürfen nicht die gleichen Produktionsanlagen für konventionelle Produkte und Öko-Produkte haben, die Lagerung in Kühlschränken, Kühlhäusern darf nicht gemischt erfolgen. Die Rezepturen müssen überarbeitet werden, die Produktion ist – entsprechend der Natur mit ihren Jahreszeiten und Wetterwechseln – ständig Schwankungen unterworfen, und oft können nicht die Mengen erzeugt und geliefert werden, die nachgefragt werden, weil die Produkte erst nachwachsen müssen oder die Ernte einfach geringer ausfällt.

Und jetzt kommen die Beweise, warum biologische Ernährung eine positive Auswirkung auf die Gesundheit hat:

Der psychosomatische Beweis

Die hohe Messlatte einer Zertifizierung als ökologischen Betrieb bedeutet: Ob Weinbauer, Gärtner oder verarbeitender Gastronom, nur wer aus Überzeugung handelt, weil er wirklich sicher ist, dass er richtig und sinnvoll handelt, und nur, wer es aus Liebe zur Sache tut, gewinnt die Energie, um das alles durchzustehen. Viele, die es versuchen, geben auf. Aber jene, die es aus Liebe und Überzeugung schaffen, geben jenen, die die Produkte kaufen, also Ihnen, von ihrer Energie etwas ab. Und nicht nur die Erzeuger: Auch die Pflanzen und Tiere, die nicht gequält, sondern geachtet und gepflegt werden, das Wasser, die Lebens-Mittel selbst transferieren die positiven Informationen und die Energie zu Ihnen, Ihrem Körper und Geist.

Kinesiologische Versuche und physikalische Messungen haben eindeutig ergeben, dass ökologische Lebensmittel mehr Lebensenergie in sich haben. Der positive psychosomatische Wirkungsbeweis liegt auf der Hand: Ein Mensch, der in Dialog mit der positiven Kraft ökologischer Lebensmittel tritt, erfährt, dass er etwas Sinnhaftes tut, etwas, das ethisch, moralisch und auch klug ist, weil er nicht nur anderen Lebewesen etwas Gutes tut, sondern auch sich selbst durch das Weglassen von Giften, für die unser Stoffwechsel und unsere Organe, vor allem Magen, Darm, Leber und Herz nicht geschaffen wurden. Nach den Untersuchungen des bekannten Psychosomatikers Dr. Dr. med. Grossarth-Maticek ist die autonome, bewusste Entscheidung, Sinnvolles zu tun ein wesentlicher Pfeiler für das Selbstregulationssystem des Menschen. Wer etwas aus Freude und Überzeugung tut, so seine Forschungsergebnisse, lebt gesünder und ist weniger krank.

Der biochemische Beweis nach Prof. Dr. Vlček und Dr. Chabousson

Die Forschungen des Biochemikers Prof. Dr. B. Vlček von der Karlsuniversität in Prag haben eindeutig ergeben, dass viele chemische, synthetische Stoffe, vor allem Konservierungsstoffe (= viele Säuren), künstlicher Zucker wie Aspartam, Assugrin und andere, aber auch Sulfonamide und durch Stress erzeugte Corticoide einen wesentlichen Bestandteil unseres unspezifischen Immunsystems, nämlich die Makrophagen (Fresszellen) lahmlegen. Er erbrachte den Beweis, dass eine sekundäre Gallensäure, die Desoxycholsäure (DCA), die Makrophagen steuert. Und nur bei einer ballaststoffreichen, giftfreien Ernährung und Vermeidung von Medikamenten - vor allem Schmerzmittel mit Acetylsalizcylsäure (Aspirin und andere), Sulfonamide, Psychopharmazeutika und die meisten Rheumamittel - wird genügend DCA im Darm produziert. Das komplexe System der Darmflora liefert in engem Zusammenspiel mit der Leber bei gesunder, vollwertiger, d.h. an sekundären Pflanzenstoffen, Vitaminen und Mineralstoffen reicher, giftarmer Ernährung und bei stressarmem, bewegungsintensivem Lebensstil ausreichend Desoxycholsäure, um mit den meisten entzündlichen Prozessen, Virosen und Krebszellenwucherungen fertig zu werden. Es ist mit an Sicherheit grenzender Wahrscheinlichkeit so, dass aus dem Zusammenwirken von Nahrungsmittelgiften, Medikamentenmissbrauch, Umweltgiften, durch Stress erzeugten Corticoiden und einem nicht sinnvollen, gehetzten, bewegungsarmen Leben so negative Effekte wie Krebserkrankungen, Herz- und Kreislauferkrankungen, Stoffwechselstörungen und vor allem Allergien, Rheuma und Diabetes folgen. (Details für Interessierte im Buch von Dr. Vlček: „DCA Die Überlebensformel ist in unserem Körper", Edition Tomek, Verlag D. Fischer).

So wie Vlček in der Darmflora (Flora = Pflanze) bewies, dass viele synthetische Stoffe das System stören, hat der französische Biologe Chabousson in langjährigen Untersuchungen nachgewiesen, dass Schädlinge, vor allem Insekten, nur jene Pflanzen angreifen, deren Stoffwechsel gestört ist, weil dadurch eine bestimmte Veränderung des PH-Wertes und der chemisch, biologischen Information signalisiert werden. Ebenso wie beim Stoffwechsel der Darmflora bewirkt erst die Veränderung des biochemischen Prozesses der Pflanzen durch synthetische Düngung, dass die Schädlinge „Geschmack“ an der Pflanze finden. Das heißt, die Notwendigkeit des Einsatzes von Pflanzenschutzmitteln bzw. Pestiziden wird durch die chemisch, synthetische Düngung erst bedingt. Diese wiederum tötet die Kleinlebewesen, die sowohl für die natürliche „Düngung“ des Bodens, wie auch für die Nahrungskette der Vögel nötig sind. Das Fernbleiben der Vögel in Verbindung mit der Veränderung des Stoffwechsels der Pflanzen bringt aber immer mehr die Gefahr von Schädlingen mit sich und damit die Rechtfertigung für die Anwendung synthetischer Gifte. Beides, die synthetischen Dünger und die Pestizide beschädigen wiederum die Darmflora. Hier schließt sich der Kreis. Biologische Lebensmittel schließen diesen Teufelskreis aus. Der bekannte, deutschstämmige Agrarexperte und frühere Umweltminister Brasiliens Josef Lutzenberger bestätigte in langjährigen Versuchen die Forschungsergebnisse von Chaboussou. (Als langjähriger Direktor des Bayer Konzerns wusste er, wovon er redet.) Ich selbst habe in 10 Jahren im biologischen Gartenbetrieb des Ökohofes Retzow die gleichen Erfahrungen gemacht.

Die Studie „Klosterversuch“ des Forschungsringes für biologisch dynamische Wirtschaftsweise e.V. Darmstadt: Stärkung des Immunsystems und körpereigener Reparaturmechanismen durch Bio-Ernährung

(Bericht des ZDF: Abenteuer Wissen, 10.03.2004)

70 Schwestern des Franziskanerklosters Heiligenbronn wurden bei gleichem Tagesablauf und gleichen Rezepturen wie sonst üblich 8 Wochen lang mit biologischer Kost ernährt und vorher und nachher untersucht. Subjektiv berichteten die Klosterschwestern von einem deutlich besseren Wohlbefinden, weniger Herz- und Kreislaufbeschwerden und einer markanten Abnahme anderer körperlicher Beschwerden bereits innerhalb von sechs Wochen. Objektive Untersuchungen haben gezeigt, dass es zur deutlichen Erhöhung der „natürlichen Killerzellen“ im Blut gekommen ist, die zur körpereigenen Abwehr von Viren u. Bakterien beitragen.

Die Studien des Ludwig Boltzmann Institutes Wien

Für die Vergleichsuntersuchung von Lebensmitteln biologischer und konventioneller Herkunft haben die Risikoforscher Werner Müller und Alberta Velimirow vom Ludwig Boltzmann Institut in Österreich im Jahr 2003 175 Studien ausgewertet. 175 Studien und ein Ergebnis: Am besten Bio! Beurteilt wurden die Lebensmittel nach Inhaltsstoffen, Rückständen und Geschmacksqualitäten sowie auch die Auswirkungen des biologischen Landbaus auf Mensch und Tier. Demnach bietet Bio neben den Vorteilen für die Natur auch eine Menge gesundheitliche und sensorische Vorteile für uns Menschen. Im Folgenden die wichtigsten Ergebnisse des Institutes:

Beweis durch Studie: Biologische Ernährung erhöht die Qualität der Muttermilch

Gut messbar ist die Auswirkung biologischer Ernährung auf die Qualität der Muttermilch. Milch von Frauen, die sich zu mehr als 50% biologisch ernährten, wies höhere Gehalte an Omega-3-Fettsäuren und mehrfach ungesättigten Fettsäuren auf, die Arteriosklerose und Krebsrisiko reduzieren können. Die Pestizidbelastung der Muttermilch sank mit dem prozentualen Anstieg an biologisch erzeugten Lebensmitteln in der Nahrung der Frau.

Beweis durch Studie: Biologische Ernährung fördert die Spermienproduktion

Einen Zusammenhang hat man auch zwischen biologischer Ernährung und Spermienproduktion bei Männern gefunden. Biologisch ernährte Männer wiesen demnach eine um 30 % höhere durchschnittliche Spermienkonzentration auf als konventionell ernährte Männer.

Beweis durch Laborversuche: Auch Tiere bevorzugen Bio-Lebensmittel

In Futterwahl-Versuchen bevorzugten Kaninchen, Hühner und Ratten biologische Gemüse und Getreide. Auch zeigten Untersuchungen, dass die Fruchtbarkeit von Zuchtstieren, Kaninchen, Hühnern und Laborratten, die biologisch gefüttert wurden, signifikant gesteigert war. Die Samenqualität verbesserte sich, außerdem waren weniger Totgeburten und ein tendenziell höheres Durchschnittsgewicht der Würfe feststellbar.

Zusammenfassende Übersicht über die einzelnen Ergebnisse der Vergleichsuntersuchung von biologischen und konventionellen Lebensmitteln im Ludwig Boltzmann Institut Wien:

- Bio-Gemüse und Bio-Obst besitzen höhere Gehalte an sekundären Pflanzenstoffen, schmecken besser, haben eine größere Lichtspeicherkapazität, mehr Vitamine, mehr Mineralstoffe, höhere Trockenmassegehalte, bessere Haltbarkeit, weniger Nitrat, geringere Pestizidrückstände, kaum Lebensmittelzusatzstoffe und weniger Schwermetalle.

- Bio-Getreide und Bio-Hülsenfrüchte: Höherer Gehalt an essenziellen Aminosäuren, größere Lichtspeicherkapazität, geringere Pestizid- und Schwermetallrückstände, geringere Mykotoxinbelastung

- Tierische Bio-Produkte: Günstigere Fettsäurezusammensetzungen, größere Lichtspeicherkapazität, höhere ernährungsphysiologische Qualität bei Eiern, höheres Eigewicht, geringere Pestizid- und Antibiotikarückstände, geringere Aflatoxin-Belastung, gentechnikfrei

Mehr sekundäre Pflanzenstoffe in Bio-Produkten

Spätestens seit dem Krebskongress in Wiesbaden 1995 ist erwiesen, dass die sekundären Pflanzenstoffe, insbesondere die Bioflavonoide von Gemüse und Obst in ihrem Zusammenwirken mit Ballaststoffen und Nährstoffen als Katalysator eine herausragende Rolle bei der Verhütung von Krebs, aber auch anderen Stoffwechselerkrankungen spielen. Bis zu 50% weniger Krebserkrankungen sind bei richtiger Ernährung (z.B. 5 mal Gemüse- und Obstgaben über den Tag verteilt) bei einer amerikanischen Langzeitstudie zu beobachten gewesen. Ebenso ist es eine wissenschaftliche Tatsache, dass die sekundären Pflanzenstoffe in ökologisch angebauten

Pflanzen und Obst weitaus zahlreicher vorhanden sind – bis zu 50% mehr. Die Wirkungen der sekundären Pflanzenstoffe - in neuerer Zeit insbesondere die Ginsensoide des Ginseng Panax Meyer, der erstmalig in Bioqualität von der Erzeugergemeinschaft Ginsenghof Gräfendorf in Brandenburg erfolgreich angebaut wurde, und die Katechine von grünem Bio-Tee ebenso wie ein Wirkstoffkomplex aus Seegras - sind Gegenstand auch neuerer klassischer, medizinischer Entdeckungen insbesondere bei der Geißel Krebs.

Bereits der Biochemiker Prof. Dr. B. Vlček entdeckte, dass fast alle sekundären Pflanzenstoffe in der Darmflora auf die Produktion der DCA positiv einwirken. Voraussetzung ist jedoch, dass diese Wirkung nicht durch Konservierungsstoffe und andere synthetische Restmengen aufgehoben wird. Er wies nach, dass die meisten synthetischen Bestandteile der industriellen Ernährung aus konventioneller Landwirtschaft die Produktion der für Entzündungen, Virosen und Krebszellenbekämpfung zuständigen Makrophagen (Freßzellen) verhindern. Das Gleiche bewirken viele Medikamente. Insgesamt eine einleuchtende Erklärung dafür, warum ca. 1 Mio. Menschen allein in Deutschland an Krebs, Herzinfarkt, Diabetes und anderen Stoffwechselerkrankungen sterben. Mindestens die Hälfte davon könnte noch leben.
Ich weiß, wovon ich rede. Ich bekam Darmkrebs im Jahre 1992 und habe mich selbst ohne Chemotherapie und Bestrahlung geheilt. Das in 10 Jahren auf dem Ökohof Retzow entstandene ÖkoWellness Konzept ist authentisch. Nicht nur an mir selbst erprobt, sondern durch hunderte Beispiele bestätigt.

Ich möchte, dass Sie zur gesunden Hälfte der Menschheit gehören. Sie auch?

Zweites Gebot

Finde heraus, welcher Stoffwechseltypus Du bist, damit Du das für Dich Richtige isst und trinkst.

Um herauszufinden, welcher Typus man eigentlich ist, habe ich viele verschiedene Methoden ausprobiert.
Das weiseste und älteste Medizinsystem der Welt ist die Ayurvedische Medizin, die 3 - 4000 Jahre Erfahrung hat. (Ayus = Zusammenhang, Veda = Wissen)
Was gibt es Klügeres als eine Therapie, die darauf aufbaut, dass ich mir zunächst das Wissen um die Zusammenhänge des Körpers, der Seele und der Umwelt, in der ich lebe und die mich geprägt hat, verschaffe. Und zwar ganz persönlich. Erst dann kann ich lernen, was von den Brennstoffen, die ich trinke, esse und die mich leben lassen, gut für mich ist und was nicht.

Der größte Fehler der klassischen, westlichen Medizin ist es zu negieren, dass der Mensch ein soziales Wesen und jeder Einzelne ein anderes, individuelles komplexes Synergie-System darstellt.
Synergie (griechisch) = Die Lehre vom Zusammenwirken von Kräften. Wir sind ein Synergie-System aus den genetischen Prägungen von Eltern und Großeltern, aus frühkindlichen Traumen und Erfahrungen, aus Ernährung, Bewegung, Arbeitsplatz, Beziehungen, Lust und Unlust und der uns umgebenden mehr oder weniger vergifteten Umwelt.
Wer bin ich und warum bin ich so, wie ich bin? ist die zentrale Frage als Voraussetzung für jede Verbesserung.

In der klassischen, leider von der Pharmaindustrie bereits in Forschung und Lehre stark beeinflussten Medizin werden diese Fragen nur sehr selten gestellt. Eine Methode, ein Medikament soll möglichst für alle gut sein. Masse ist Klasse, aber nur für die Industrie. Die Ayurvedische Philosophie stimmt ihre Werte immer auf das Individuum ab. Das Ziel aller biologischen Systeme - ganz gleich ob Pflanze, Tier oder Mensch - ist es, Harmonie, Schönheit und Freude herzustellen. Um das als denkender Mensch zu managen, zu coachen und zu planen, muss man aber wissen, wer man ist, wovon man zu viel und wovon zu wenig hat, um die Mitte, die Harmonie zu finden. Schauen Sie in den Spiegel. Alles Wesentliche liegt in der Mitte. Alles ist symmetrisch, im Großen wie im Kleinen, beim Körper, in der Zelle und im Weltall. Alles was abweicht, ist krank oder führt zu Krankheit. Jedes Extrem ist ein Problem!

Das Analyseziel der ayurvedischen Medizin ist auch zu erkennen, welcher Typ – Vata, Pitta oder Kapha – dominiert, um mit Ernährung, Kräutern, Bewegung und Entspannungsmethoden (Laufen, Yoga, Tai Chi) die Harmonie mit den anderen Typen herzustellen. Nachhaltige Harmonie des Körpers und der Seele, die letztlich Gesundheit und Freude bedeutet, durch Ausgleich der Extreme, das ist das Ziel jeder heilenden Handlung.

Der Fragebogen, den ich entwickelt habe, regt dazu an, sich zu erforschen und hilft Ihnen dabei herauszufinden, wer Sie sind, um diese Harmonie herzustellen.

Das Geheimnis unserer Blutgruppen

Auch westliche Forscher haben erkannt, dass man die einzelnen Menschen und Charaktertypen unterscheiden muss, wenn man über Therapie und Ernährung redet. Die Griechen und später die mittelalterlichen Klöster unterscheiden in der Anwendung ihrer alten Kräuterrezepte zwischen den Temperamenten „Melancholiker", „Phlegmatiker", „Sanguiniker", „Choleriker". Andere zwischen Körpertypen wie dem schlanken Leptosomen, dem kräftigen Athletiker, dem dicklichen Pykniker. Jeder ist anders, viele sind Mischtypen. Aber welche Seite ist entscheidend für den Stoffwechsel? Eine viel bessere Orientierungshilfe ist die Entdeckung von Vater und Sohn Dr. D`Adamo, dass Menschen mit unterschiedlichen Blutgruppen auch unterschiedliche Stoffwechselprozesse und Reaktionen auf Lebensmittel haben.
Der Grund dafür sind die verschiedenen Antigene, die jede Blutgruppe aufweist. Alle 4 Blutgruppen entstanden im Rahmen der Anpassungsprozesse des Menschen an die Veränderungen der

klimatischen Gegebenheiten und Lebensbedingungen, die auch immer mit unterschiedlichen Formen der Ernährung zusammen hingen. Jede Blutgruppe besitzt daher ein besonderes Antigen (= biochemisches Muster, das für die körpereigene Immunabwehr entscheidend ist) mit einer eigenen, spezifischen biochemischen Struktur. Es ist logisch, dass zwischen dem Blut des Menschen und den Nahrungsmitteln eine biochemische Reaktion entsteht. Speziell die unterschiedlichen Eiweißverbindungen der Nahrungsmittel, Lektine genannt, führen zu verschiedenen Reaktionen von Verklumpungen (Agglutinationen), die auf Verdauung, Insulinproduktion und Hormone Einfluss nehmen. Je nach Blutgruppe und Typus des Menschen entstehen positive oder negative Synergien mit der aufgenommenen Nahrung. Es ist allerdings nach meiner Erfahrung und nach neueren Forschungen nicht so, dass sich aus der Blutgruppe alleine die Stoffwechselprägung und ein ideales Ernährungsverhalten ableiten lassen. Nur etwa 30% der metabolischen Prägung kommen durch die (vererbte) Blutgruppe als genetischen Stempel zustande. Die restlichen Faktoren sind „angelebt". Dazu zählen die Prägung aus der Zeit vom 4. Lebensmonat (im Mutterleib) bis ca. zum 7. Lebensjahr, die Prägung durch die Pubertät und unser Lebensstil. In vielen Jahren der Praxis habe ich herausgefunden, dass die Typ-Einteilung nach der ayurvedischen Medizin dem „angelebten" Typus entspricht. Wenn diese konform geht mit der Prägung durch die Blutgruppe, funktioniert auch meist der Stoffwechsel gut.

Die ayurvedischen Ärzte kannten keine Blutgruppen. Sie unterschieden nach den drei Haupttypen: VATA, der sensitive Luft-Typ, PITTA, der temperamentvolle Feuer-Typ und KAPHA, der gelassene, langsame Erd-Typ. Eigentlich haben wir auch nur 3 Blutgruppen, A , B und 0, denn AB, die jüngste Blutgruppe in der Entwicklung des Menschen, ist eben eine Mischung (und kommt selten vor). Der Vata dominierte Typ entspricht meist Blutgruppe A (oder AB), der Pitta dominierte Typ meist der Blutgruppe B (oder AB) und der Kapha dominierte Typ meist der Blutgruppe 0.
Wenn Blutgruppe und ein klarer ayurvedischer Haupttypus kon-

form gehen, ist das ein positiver Hinweis. Diese Kombinationen sind als ideale Stoffwechseltypen zu bezeichnen. Wenn hier jedoch ein großer Unterschied klafft, z. B. ein klarer Kapha-Typus Blutgruppe A hat, sollte man der Sache auf den Grund gehen. Dann wären eine umfassende Ernährungsberatung und eine weitergehende Analyse eines Fachmannes (umfassende Synergie-Bilanz) angebracht. Denn dann liegt ein grundsätzlicher Konflikt vor, der aber kein Problem darstellt, wenn man ihn erkennt. Für den Fall, dass Ihre Blutgruppe und der ayurvedische Stoffwechseltypus nicht übereinstimmen, sollten Sie folgendermaßen vorgehen: Stellen Sie sich Ihre Nahrung selbst nach dem Lustprinzip zusammen aus den blutgruppenbasierten Hinweisen und aus den Lebensmittelvorschlägen des ayurvedischen Systems.

Wenn Sie, was selten ist, ein ausgeglichener ayurvedischer Typus sind (Vata, Pitta und Kapha gleich stark ausgeprägt) und Ihre Synergie-Bilanz eindeutig positiv ist, ist es nicht mehr so wichtig, welche Blutgruppe Sie haben. Sie sollten dann nur nicht zu häufig das essen, was für Ihre Blutgruppe abträglich ist (Auflistung siehe weiter hinten). Hinweise zu ayurvedischen Mischtypen finden Sie im Anhang.

Bei Fragen setzen Sie sich mit mir oder einem lizenzierten Therapeuten in Verbindung.

Vata, Pitta oder Kapha?
Ayurvedische Typisierung und Ernährungsempfehlungen

Typisierung

Eigenschaften des Vata-Typs

Dieser Typus tendiert zu einer Überfunktion des neurovegetativen Nervensystems und der Schilddrüse. Von allen 3 Doshas ist nur die Vata-Energie in der Lage, Toxine (also Gifte) auch wieder schnell auszuscheiden, Wunden zu trocknen und kranken Organen schnell die Information zur Gesundung zu geben.

Vorherrschende Eigenschaften:
Luftig, wechselhaft, beweglich, kalt, rau.
Bei Ausgeglichenheit:
Heiter, einfallsreich, empfindsam, spontan, flexibel.
Im Ungleichgewicht:
Besorgt, ängstlich, überempfindlich, unruhig.
Geschmacksrichtungen:
Süße, saure, salzige und erhitzte Nahrung reduziert Vata; scharf, bitter, herb, gekühlt erhöht Vata.
Vorherrschender Körperbau:
Schlank bis schmal, meist überdurchschnittlich groß (nur selten auch klein), lange feine Glieder, geringe Muskelmasse, markante Gesichtszüge mit kleinen Augen und schmalen Lippen, bräunlicher Teint, unregelmäßige Gesichtszüge, feines und trockenes, oft gekräuseltes Haar, Venen deutlich sichtbar, schwaches Bindegewebe, unregelmäßige Zähne, brüchige Nägel, trockene Haut, Füße und Hände: kalt und trocken, Fettpolster an der Taille.
Psychische Tendenz:
Kreativ, kommunikativ, freiheitsliebend, begeisterungsfähig, rasche Auffassungsgabe, musisch, oberflächlich, geringes Selbstbewusstsein, wenig Durchhaltevermögen, rasches und leises Sprechen, eher hyperaktiv, verschwenderisch.
Tendenz zu folgenden Beschwerden:
Schwache Verdauung (Verstopfung/Blähungen), spröde, raue Haut und Nägel, schmerzhafte Zustände (z.B. Kopfschmerzen, Migräne, Rheuma, Nervenschmerzen, Gefühllosigkeit, Verspannungen), knackende und schmerzende Gelenke, Rückenschmerzen, Schulter-Hals-Syndrom, Schlaflosigkeit, sexuelle Störungen, Nierenschwäche, Herzschwäche, Stottern, Unruhe und Nervosität, schlechte Durchblutung (Gerinnsel), dadurch Kältegefühle/Kälteschauer (kalte Hände und Füße) und rheumatoide Arthritis, Ischias, Krämpfe, Lähmungen.
Menschen mit Vata-Dominanz werden zwar rasch krank, aber meist auch rasch wieder gesund.

Überfunktion:
Um 4 und 16 Uhr, ab dem 60. Lebensjahr, nach kalter, leichter, trockener Nahrung; bei Erschöpfung, Trauer, Angst, Sorgen, nach Erschrecken, Verletzung, OP's; durch kaltes, trockenes Wetter. Anzeichen: intensive Lust, Sport nach dem Koitus; leichter Nachtschlaf, depressive oder aggressive Stimmungen nach Stress, div. Belastungen (z.B. Streit)

Eigenschaften des Pitta-Typs
Vorherrschende Eigenschaften:
Ölig, heiß, scharf, sauer, penetrierend, mobil, nach rohem Fleisch riechend.
Bei Ausgeglichenheit:
Scharfsinnig, selbstsicher, froh, unternehmungslustig.
Im Ungleichgewicht:
Ärgerlich, cholerisch, feindselig, kritiksüchtig, ungeduldig, zornig.
Geschmacksrichtungen:
Süße, bittere, herbe und gekühlte Nahrung reduziert Pitta; sauer, salzig, scharf, erhitzt steigert Pitta.
Vorherrschender Körperbau:
Größe und Muskulatur durchschnittlich, rötlicher und empfindlicher Teint, helles blondes oder rötliches Haar, feine und warme Hautoberfläche, markante Gesichtszüge mit mittleren Augen und weichen roten Lippen, starkes Verdauungssystem, normales Gewicht, eher kräftig, wohlgeformte Glieder, Füße und Hände warm und rosa, weiche Nägel, Fettpolster gleichmäßig verteilt.
Psychische Tendenz:
Intellektuell und logisch, liebt Herausforderungen, starke Willenskraft, temperamentvoll, Neigung zu Aggressivität, spricht besonders auf visuelle Reize an, kann schwer loslassen, ausdrucksstarke und pointierte Sprache, eher aktiv, methodischer Geldumgang.
Tendenz zu folgenden Beschwerden:
Starkes Schwitzen mit saurem Körpergeruch, Durchfall, Sonnenbrand, Entzündungen, Hautprobleme, Bluthochdruck, Übersäuerung und Sodbrennen, Haarausfall und frühes Ergrauen, Augenprobleme (Brennen), Dermatitis / Pickel / Akne / Pigmentation,

Entzündungen, Fieber, Hepatitis / Fettleber, Sodbrennen / Übersäuerung, starkes Durstgefühl, Stomatitis, trockene Lippen.

Überfunktion:

Um 12 und 24 Uhr; um das 30. Lebensjahr; beim Verdauen, nach scharfem, salzigem, heißem oder saurem Essen; beim Fasten; bei Unterdrückung von Bedürfnissen (Hunger, Durst), durch intensives Nachdenken, Hitze (Sonne), Stress; Anzeichen: starke Emotionen (Hass, Eifersucht)

Eigenschaften des Kapha-Typs

Vorherrschende Eigenschaften:

Schwer, ölig, kühl, unbeweglich, weich, süß, schleimig.

Bei Ausgeglichenheit:

Mitfühlend, gefühlvoll, liebevoll, ruhig, verzeihend, mutig, gelassen.

Im Ungleichgewicht:

Benommen, träge, geizig, unflexibel, stumpfsinnig, melancholisch, depressiv.

Geschmacksrichtungen:

Scharf, bitter, herb reduziert Kapha; süß, sauer, salzige, gekühlte Nahrung erhöht Kapha.

Vorherrschender Körperbau:

Massiver Körperbau mit starken Gelenken, rundliche Gesichtszüge mit großen Augen und samtigen, breiten Lippen, kräftiges und dichtes Haar, geschmeidige, gut gefettete Haut, gute Schmierung der Verdauung, Füße und Hände kalt und feucht, kräftige Nägel, Fettpolster an Schenkel und Gesäß.

Psychische Tendenz:

Gutes Durchhaltevermögen, ruhige und gelassene Ausstrahlung, Genussmensch, treu, besitzverhaftet, langsames Lernen, eher lethargisch, sparsam.

Tendenz zu folgenden Beschwerden:

Depressive Verstimmungen, Trägheit, Müdigkeit, Erkältungen mit starker Schleimbildung, Völlegefühl, Übergewicht, fette Haut, Asthma, blockierte/laufende Nase, Bronchitis, Grippe, Migräne, Schnupfen / Katarrh / Husten, TBC.

In den klassischen Schriften werden dem Kapha-Dosha 20 Krankheiten zugeschrieben. Haben sich diese Krankheiten jedoch in der Kapha-Konstitution festgesetzt, können sie sich als langwierig bis chronisch erweisen.

Überfunktion:

Um 8 und 20 Uhr, im Kindesalter, direkt nach dem Essen (Folge: Tagesschlaf); bei zu viel Wassergenuss; nach süßen, öligen, fetten, kalten, wässrigen Speisen (Früchte, Gemüse u. a.), bei körperlicher Inaktivität, bei kaltem und feuchtem Wetter, bei zu starken materiellen Interessen (Habgier, Geiz).

Grundsätzliches zur Ernährungsphilosophie

- Warme Speisen sind wegen der Verdaulichkeit rohen Speisen vorzuziehen.
- Essen nicht zu lange kochen (außer Weißkohl) und nicht mehrmals aufwärmen.
- Kombinierte Speisen nicht mit Milch(produkten) verzehren.
- Mit Fetten und Ölen sparsam umgehen.
- Zwischen den Mahlzeiten 3-6 Stunden warten, damit die letzte Speise verdaut ist.
- Leichtes Frühstück und Abendessen, mittags gut sättigend essen.
- Nach dem Essen locker bewegen.
- Abends keine rohen Gemüse, Fleisch, Sauermilch(produkte).
- Magen zu einem Viertel mit heißer Flüssigkeit füllen (Wasser, Suppe); dann zur Hälfte mit fester Nahrung, das letzte Viertel bleibt „leer“.
- Schweine- und Rindfleisch, Thunfisch, Meeresfrüchte, gekochte Tomaten und Ananas sind der ayurvedischen Küche nicht bekannt, aber dennoch zu empfehlen, wenn sie dem Typus entsprechen und man wirklich Lust darauf hat

WICHTIG:

- alles gut und ausgiebig kauen
- trinken immer vor dem Essen, nie dazu (außer ein Glas Wein), wenig danach

Die richtige Ernährung für den Vata-Typ

Erinnern wir noch einmal an die Eigenschaften, die Vata prägen: kalt, leicht, rau, trocken, wechselhaft, beweglich. Anhand dieser Qualitäten ist es einfach, auf Richtlinien für die Ernährung zu schließen, die ja nichts anderes tun soll, als diese Eigenschaften auszugleichen. Wissen Sie noch, welche Geschmacksrichtungen einem vom Vata dominierten Menschen besonders gut tun? Sauer und salzig, um das Verdauungsfeuer anzuregen und süß, um Gewebe aufzubauen und um zu stabilisieren. Bei erhöhtem Vata sollten die Mahlzeiten warm, befeuchtend, nährstoffreich, beruhigend, erdend und ölig sein. Sie sollten mild gewürzt werden, leicht gesalzen und gesäuert, um die Verdauung anzuregen. Besonders geeignet sind Eintöpfe, Suppen, Aufläufe (oft ist ein Speisegang pro Mahlzeit genug). Das Essen sollte mit ausreichend Fett zubereitet werden. Sorgen Sie während des Essens für eine entspannte Atmosphäre, vermeiden Sie Ablenkungen (z.B. Fernsehen), Fastfood und »Fressorgien«. Vata vermehrend sind das Alter, der Herbst und der frühe Winter, der Nachmittag (ca. 14 bis 18 Uhr), Reisen, laute Geräusche, Lärm, Kälte, Wind. In diesen Situationen sollte man besonders auf Vata reduzierende Ernährung achten.

Empfehlungen für die tägliche Ernährung:

- ein nahrhaftes, leicht verdauliches warmes Frühstück mit Hirse-Brei bzw. Früchtemüsli
- eine leichte Zwischenmahlzeit mit dem Ökohof-Wellness-Frischkäse (unter 20% Fett)
- Mittagessen (zwischen 11 und 14 Uhr)
- eine kleine Zwischenmahlzeit zwischen 15 und 16 Uhr, damit der Energiespiegel nicht abfällt
- das Abendbrot möglichst vor 19 Uhr und leichter als das Mittagessen
- spätestens zwei Stunden vor dem Schlafengehen nichts mehr essen
- ausreichendes Trinken warmer Flüssigkeit den ganzen Tag über

Typische Vata-Speisen

Für den Vata dominierten Konstitutionstyp eignen sich vor allem folgende Nahrungsmittel:

- Getreide: Reis (v. a. weißer Basmati), Süßreis, Hafer, Weizen, Dinkel, Nudeln und Flocken.
- Backwaren: frisches Brot sollte nur in Maßen gegessen werden (besser ist getoastetes Brot); Hefegebäck sollte gemieden werden.
- Gemüse: Kürbis, rote Rüben, Möhren, grüne Bohnen, Okra, Zucchini, Spargel, Pastinaken, Avocados, milder weißer Rettich, Süßkartoffel, Zwiebel, Lauch und Knoblauch gekocht; in kleinen Mengen eignen sich auch Kartoffeln, Blumenkohl, Wirsing, Rosenkohl, Erbsen, Spinat, Mangold, Sellerie, Kopfsalat und Tomaten.
- Hülsenfrüchte: Linsen, v.a. rote Linsen, Mungbohnen, Spalterbsen; Tofu und andere Sojaprodukte (auch Soja-Getränke).
- Obst: Zwetschgen, Beeren, Melonen, Aprikosen, Datteln, Orangen, Kirschen, Ananas, Kokosnüsse, frische Feigen, Trauben, Pfirsiche, Erdbeeren, Datteln, Grapefruits, Zitronen, Limonen (das Obst sollte stets gut ausgereift sein); eingeweichte oder gekochte Trockenfrüchte; nie reine Obstmahlzeiten zu sich nehmen, da rohes Obst kühlt, Obst am besten außerhalb der Mahlzeiten (wenn der obere Verdauungstrakt frei ist) oder als Vorspeise essen
- Milchprodukte: generell alle (besonders, wenn sie nicht homogenisiert sind), vor allem Milch, Ghee, Frischkäse, Butter, Joghurt, Sahne, Lassi, Kefir.
- Nüsse, Samen: alle (in kleinen Mengen), auch als Nussmus.
- Öle und Fette: alle Sorten in kleinen Mengen, besonders von Ghee und Sesamöl.
- Süßmittel: alle Arten von Süßmitteln außer weißem Zucker; v.a. Gersten- und Reismalz, Zuckerrohrgranulat, Honig, Ahornsirup, Agavendicksaft.
- Würzen: Meersalz, Kräutersalz, Gomasio, Miso, Sojasauce, süßsaure Pickles und Chutneys, milder Senf und Essig, Zi-tronen- und Limonensaft, mild wärmende und entblähende Gewürze

(Kreuzkümmel, Kardamom, Zimt, Koriander, Fenchel, Anis, Ingwer); extreme Schärfe sollte gemieden werden (trocknet aus und zerstreut die Körperwärme).
- Getränke: milde Kräutertees, Getreidekaffee, Obst- und Gemüsesäfte, Misosuppe, Lassis, Mixgetränke mit Milch und Nussmus.

Die richtige Ernährung für den Pitta-Typ

Pitta wird geprägt von den Eigenschaften heiß, scharf, beweglich, leicht und ölig. Diese Eigenschaften lassen sich in der Ernährung durch die Geschmacksrichtungen süß (gibt dem Verdauungsfeuer Nahrung und wirkt kühlend), bitter (unterstützt Leber und Galle, wirkt kühlend und austrocknend) und herb (wirkt zusammenziehend, dämpft das Feuer und kühlt) ausgleichen.

Bei erhöhtem Pitta sollten die Mahlzeiten kühl, trocken und ausreichend sein, gering gesalzen, und mild gewürzt. Meiden Sie zu fette Speisen, denken Sie aber daran, Ihren recht hohen Eiweiß-Bedarf zu decken (vor allen bei körperlicher Betätigung).

Bei vermehrtem Pitta sollten scharfe, heiße und saure Nahrungsmittel, Kaffee und Alkohol unbedingt gemieden werden. Pitta vermehrend sind der Sommer, Mittag und Mitternacht, intensive Hitze und grelles Licht, hohe Leistungsanforderungen. Achten Sie in diesen Situationen besonders auf Ihr Pitta und reduzieren Sie alles, was es fördert.

Empfehlungen für die tägliche Ernährung:
- mindestens drei bis vier Mahlzeiten
- rechtzeitig den Hunger stillen, damit es nicht zu Reizbarkeit und Magenproblemen kommt
- nicht zu spät am Abend essen
- ausreichend trinken (bei körperlicher Betätigung mehr)

Typische Pitta-Speisen

Für den Pitta dominierten Konstitutionstyp eignen sich vor allem folgende Nahrungsmittel:
- Getreide: weißer Reis (besonders Basmati), Gerste, Hafer,

Weizen, Quinoa.

- Gemüse: grüne Blattsalate, Chicorée, Blumenkohl, Brokkoli, Rosenkohl, grüne Bohnen, Erbsen, Gurken, Kürbis, Zucchini, Kartoffeln, Wirsing, Kohl, Gemüsepaprika, Petersilie, Pilze, Sellerie, Spargel, gegarte Zwiebel. Bei starker Pitta-Dominanz sollten vor allem Tomaten, scharfes Gemüse und Spinat gemieden werden.
- Hülsenfrüchte: mit Ausnahme schwarzer Linsen sind alle Hülsenfrüchte hervorragend für Pitta geeignet.
- Obst: Äpfel, Aprikosen, Zwetschgen, Beeren, Birnen, Datteln, Feigen, Mangos, Melonen, Kokosnüsse, Ananas, Orangen, Weintrauben, Trockenfrüchte. Für Pitta ist es besonders wichtig, dass die Früchte reif und süß sind.
- Milchprodukte: Hüttenkäse, Kuh- und Ziegenmilch, milder Joghurt. Milchprodukte wirken - mit Ausnahme harter, sehr lange gereifter und würziger Käsesorten - nährend und kühlend auf das Pitta-Dosha.
- Nüsse und Samen: Sonnenblumenkerne, hin und wieder Kürbiskerne (alle anderen Sorten sind zu heiß und zu ölig).
- Öle und Fette: Ghee, Butter, Olivenöl, Sonnenblumenöl, Walnussöl.
- Süßmittel: Zuckerrohrgranulat, Agavendicksaft, Gersten- und Reismalz, Ahornsirup, Birnendicksaft. Pitta-Menschen sollten zu viel Honig meiden, zu viel Zucker kann bei ihnen Hautprobleme und Ausschläge hervorrufen.
- Würzen: milder alter Apfelessig, Balsamico, Zitronen- und Limonensaft, verdünntes Tamari und Shoyu, milde Gewürze (z.B. Koriander, Safran, Fenchel, Dill, Gelbwurz, Minze, Rosenwasser)
- Getränke: kühlende und bittere Kräutertees, Aloe-Vera-Saft, milde Obst- und Gemüsesäfte, Kokosmilch, Reisdrink, grüner Tee, Getreidekaffee, Lassi.

Die richtige Ernährung für den Kapha-Typ

Kapha wird von den Eigenschaften schwer, feucht, kühl, unbeweglich und ölig geprägt. Geschmacksrichtungen, die helfen, überschüssiges Kapha zu reduzieren, sind: scharf (erhitzend, austrocknend),

bitter (leicht und Gewebe reduzierend) und herb (trocknend und zusammenziehend). Bei erhöhtem Kapha sollten Sie leichte, trockene und ballaststoffreiche Lebensmittel auswählen, diese salz- und fettarm zubereiten und ausreichend Gewürze verwenden.
Kapha vermehrend sind der späte Winter und das Frühjahr, der Morgen von etwa 6 bis 10 Uhr und der Abend von 18 bis 22 Uhr, außerdem zu viel Schlaf, Routine und Regelmäßigkeit, zu geringe Anforderungen, wenig körperliche Bewegung. Kapha neigt generell zu Übergewicht.

Empfehlungen für die tägliche Ernährung:

- ein leichtes Frühstück oder nur heißer grüner oder schwarzer Tee mit Honig
- zwei Haupt-Mahlzeiten, am besten zu Mittag und am frühen Abend
- keine Zwischenmahlzeiten außer Obst
- spätestens zwei Stunden vor dem Schlafengehen nichts mehr essen und wenig trinken
- bei Übergewicht hin und wieder eine Mahlzeit auslassen

Typische Kapha-Speisen

Für den Kapha dominierten Konstitutionstyp eignen sich vor allem folgende Nahrungsmittel:

- Getreide: Buchweizen, Mais, Hirse, Quinoa, Roggen, Basmatireis
- Brot und Gebäck: drastisch reduzieren, Toasten verringert den Feuchtigkeitsanteil und macht Backwaren leichter und wärmer; besonders empfehlenswert: Knäckebrot und Reiswaffeln.
- Gemüse: Brokkoli, Rosenkohl, Blumenkohl, Weißkohl, Wirsing, Paprika, Mangold, Spinat, grüne Blattsalate, Chicorée, Kartoffeln, trockener Kürbis, Petersilie, Pilze, Rettich, Zwiebeln, Möhren, rote Rüben, Sellerie, Pastinaken. Tomaten und Gurken sollten nur selten auf dem Speiseplan stehen.
- Hülsenfrüchte: Adzuki-Bohnen, schwarze Bohnen, rote Linsen, Spalterbsen und Kichererbsen sind hochwertige und fettarme Eiweißquellen für den Kapha-Typ.

- Obst: fördert Kapha durch seine Süße und Feuchtigkeit; in Maßen können Äpfel, Birnen, Beeren, Aprikosen, Kirschen, Preiselbeeren, Pfirsiche, Quitten, Mangos und Granatäpfel sowie Trockenfrüchte gegessen werden.
- Milchprodukte: Lassi, Ziegenmilch, Frischkäse; Milchprodukte sind generell schwer, kühl und schleimig und fördern deshalb Kapha; sie sollten nur in geringer Menge, verdünnt, eventuell erwärmt und stark gewürzt verzehrt werden.
- Nüsse und Samen: hin und wieder Kürbiskerne und Sonnenblumenkerne, am besten ohne Fett geröstet.
- Öle und Fette: Ghee, Olivenöl, Sonnenblumenöl; alle Öle sehr sparsam verwenden und erst nach dem Kochprozess zufügen. Nicht völlig auf Fett verzichten, da sonst Verdauung und Vitaminaufnahme blockiert werden.
- Süßmittel: kalt geschleuderter Honig (Waldhonig hilft bei Erkältungen, Rapshonig unterstützt die Leberfunktion), Birnen- und Apfeldicksaft, insgesamt nicht mehr als zwei Esslöffel täglich.
- Würzen: Salz hält Flüssigkeit im Körper zurück und sollte deshalb reduziert werden; bevorzugen Sie Kräutersalz, Gomasio, Sojasauce und Miso. Auch Essig und andere Säuerungsmittel nur in geringer Menge verwenden. Schöpfen Sie dafür bei Gewürzen und Kräutern aus dem Vollen.
- Getränke: bittere, herbe und kräftige Kräuter- und Gewürztees, Pflanzensäfte aus Brennnessel, Löwenzahn, Schafgarbe und Rettich, grüner oder schwarzer Tee, bei Bedarf auch hin und wieder Bohnenkaffee (als kurzer Espresso).

Empfehlenswerte Ernährungs-Grundregeln entsprechend den Blutgruppen nach Dr. Peter J. D'Adamo

Nach den Erfahrungen unzähliger Menschen kann eine auf die individuelle Blutgruppe zugeschnittene Kost im Kampf gegen Allergien oder andere chronische Erkrankungen ungewöhnliche Ergebnisse zeigen. Eine Kost auf der Basis der Blutgruppendiät führt unter Umständen auch rasch zu gewünschten Veränderungen wie beispielsweise Gewichtsabbau, Wiederherstellung einer normalen Insulinproduktion und die Beseitigung lästiger Verdauungsprobleme sowie einen Zuwachs an Energie und Ausdauer.

0: Am besten spricht dieser Typ auf eine proteinreiche Kost an, die u.a. Fleisch, Geflügel und Fisch sowie eine Vielfalt an Obst und Gemüse einschließt. Kartoffeln, Mais und die meisten Kohlarten sind zu meiden. Viele Getreidesorten (Hafer, Mais, Weizen), Hülsenfrüchte und Milchprodukte sind der Blutgruppe 0 nicht zuträglich.

A: Optimal für diese Blutgruppe ist eine vorwiegend vegetarische Ernährung; darunter Sojaprodukte, Bohnen und andere Hülsenfrüchte, Getreide, Gemüse (außer Paprika und Tomaten) und Obst, hin und wieder etwas Fisch. Der A-Typ sollte Fleisch weitgehend meiden, nur Huhn und Pute sind zuträglich.

B: Zur idealen Ernährung zählen Wild, Kaninchen, Hammel und Lamm. Meiden hingegen sollte der B-Typ Geflügel. Im Gegensatz zur Blutgruppe 0 und A vertragen Personen mit der Blutgruppe B viele Milchprodukte, während ihnen die meisten Getreidesorten (außer Dinkel, Hafer, Hirse, Reis), Bohnen und Hülsenfrüchte, ebenso Tofu zu schaffen machen. Zum Ausgleich dafür bietet sich aber eine reiche Vielfalt an Gemüse (außer Rettich, Tomaten, Mais, Kürbis) und Obst. In fast jeder Hinsicht ist die Blutgruppe B am anpassungsfähigsten.

AB: Der Speiseplan dieser Blutgruppe ist ziemlich komplex - eine Kombination aus der Kost für Typ A und B. Als AB-Typ können Sie fast alles essen, was sich für den A- und B-Typ eignet, müssen aber den Verzehr fast aller Nahrungsmittel vermeiden oder einschränken, die bei den beiden genannten Blutgruppen Verklumpungen verursachen und deshalb nicht empfohlen werden (siehe oben). Die ideale Diät für den AB-Typ ist eine vorwiegend vegetarische Kost, ergänzt durch wenige Milchprodukte, etwas Fleisch und Fisch im Sinne der Vollwertkost.

Kräuter und Gewürze

0-Typ: Kräuter und Gewürze können sich auf das Verdauungs- und Immunsystem des 0-Typs förderlich auswirken. Würzmittel auf Basis von Kombualgen beispielsweise enthalten reichlich das für eine normale Schilddrüsenfunktion unentbehrliche Jod. Weitere ergiebige Jodlieferanten sind kristallisiertes Natursalz und grobes Meersalz. Und die in Blasentang vorkommende Fucose enthält ein Molekül, das bestimmte Bakterien hindert, die Magenschleimhaut anzugreifen und Geschwüre hervorzurufen. Eine wichtige Rolle spielen Seegras und Kombualgen auch bei der Stoffwechselregulierung von Menschen der Blutgruppe 0. Überdies erweisen sie sich als hilfreich beim Abbau von Körpergewicht. Bestimmte wärmende Gewürze wie beispielsweise Curry und Cayennepfeffer wirken auf den 0- Typ beruhigend. Essig hingegen reizt seine Magenschleimhaut und schwarzer Pfeffer ruft bei Menschen der Blutgruppe 0 unter Umständen eine allergische Reaktion hervor. Zucker, Honig und Schokolade schaden Ihnen nicht, aber tun Sie sich nur hin und wieder daran gütlich. Maissirup und aus Mais gewonnene Süßmittel sollten Sie jedoch gänzlich meiden.

A-Typ: Ökologische Gewürze können das Immunsystem des A-Typs nachhaltig stärken. Aus Sojabohnen hergestellte Würzmittel wie Tamari (sehr dickflüssige Sojasauce), Miso (Sojapaste) und Sojasauce sind für Menschen der Blutgruppe A überaus bekömmlich. Nehmen Sie aber zur Vermeidung einer überhöhten Natriumzufuhr nur salzarme Sorten. Melasse enthält reichlich Eisen, ein Spurenelement, das in den für den A-Typ empfohlenen Lebensmitteln weitgehend fehlt. Und eine ausgezeichnete Quelle für Jod und andere wertvolle Mineralstoffe sind Kombualgen und Seegras. Zu viel Essig sollten Sie als A-Typ meiden, weil seine Säure oftmals Magenschleimhautreizungen verursacht. Zucker und Schokolade sind erlaubt, aber nur in sehr geringen Mengen. Wenn möglich, sollten Sie raffinierten Zucker gänzlich weglassen. Neuere Studien haben gezeigt, dass das Immunsystem nach der Zufuhr von Raffinade mehrere Stunden lang träge reagiert. Für Menschen der Blutgruppe A mit Herz-Kreislauf-Erkrankungen empfiehlt sich die Einnahme eines Weißdorn-Präparates (Weißdorntee). Dieses Phytotherapeutikum (pflanzliches Heilmittel) wirkt sich positiv auf die Elastizität der Herzmuskulatur aus und kräftigt das Herz. Empfehlenswert ist auch der Herzwein nach einem Rezept von Hildegard von Bingen (Rotwein, Honig, Melisse). Kräuter, welche die Immunabwehr stärken, wie beispielsweise Sonnenhut (Echinacea), können zur Vorbeugung gegen Erkältungen und grippale Infekte beitragen.

B-Typ: Lektine machen dem B-Typ zu schaffen, und zuckerhaltige Kräuter (z.B. Zuckerrüben, Kresseblüten) rufen oftmals Magenschleimhautreizungen hervor. Meiden Sie Süßmittel auf der Basis von Gerstenmalz sowie Maissirup, Maisstärke und Bier. Melasse und Honig sowie weißer und brauner Zucker verhalten sich im Organismus des B-Typs neutral und können deshalb in bescheidenen Mengen verzehrt werden. Dasselbe gilt für Schokolade. Eine Kräuterzubereitung aus koreanischem Ginseng und Ginkgo biloba (Fächerblattbaum) stärken die Merk- und Konzentrationsfähigkeit, an denen es bei B-Typen, die unter nervösen Störungen leiden, mitunter hapert.

AB-Typ: Anstelle von handelsüblichem Speisesalz sollte der AB-Typ Meersalz und Kombualgen oder Seegras aufgrund des geringeren Natriumgehaltes verwenden. Kombualgen üben einen ungemein positiven Einfluss auf Herzfunktion und Immunsystem aus und erweisen sich zudem bei der Gewichtskontrolle als hilfreich. Hervorragend geeignet für Menschen der Blutgruppe AB ist Miso, eine Sojabohnenpaste, aus der sich köstliche Suppen und Saucen zubereiten lassen. Pfeffer müssen Sie als AB-Typ meiden, und mit Essig sollten Sie nur sparsam umgehen. Nehmen Sie zum Zubereiten von Gemüse und Salat Zitronensaft, Olivenöl, Gartenkräuter und reichlich Knoblauch oder Bärlauch, die als natürliches Antibiotikum den Cholesterinspiegel im Blut senken. Zucker und Schokolade in ganz bescheidenen Mengen sind erlaubt.

Würzmittel

Der Begriff „Würzmittel" ist etwas verschwommen und lässt sich nicht ganz eindeutig definieren. Im Prinzip versteht man darunter ein selbst oder industriell hergestelltes, aus mehreren Zutaten bestehendes Produkt, das Speisen Wohlgeschmack verleiht und ihnen entweder bei der Zubereitung zugesetzt wird oder als Würzbeilage auf den Tisch kommt. Die Palette ist breit gefächert und reicht von Mixed Pickles über Saucen, Salatdressings und Chutneys bis hin zu Ketchup und Senf. Eines haben alle Würzmittel gemeinsam - sie bestehen in erster Linie aus Kräutern, Gewürzen, Essig und Marinaden. Die Geschmacksnoten sind ungemein vielfältig - scharf, pfeffrig und salzig, bitter, süß und sauer, süßsauer und pikant. Viele typgerechte Saucen und Würzmittel können Sie selbst zubereiten. Nach Prof. Dr. Vlček sind generell Würzmittel gut für die Darmflora, weil sie die Stoffwechselprozesse ankurbeln.
Versuchen Sie es anstelle der üblichen Würzmittel einmal mit folgenden schmackhaften Alternativen, aber überprüfen Sie zuvor die Zutaten.

Chili-Öl: Pflanzenöl, in das scharfe, rote Chilischoten eingelegt werden. Nach dem Herausnehmen der Schoten besitzt das Öl die Schärfe und den Geschmack der Chilis. (Für A-Typ nicht geeignet.)
Currymischung: Mischung aus den getrockneten, vermahlenen Gewürzen Knoblauch, Ingwer, Kreuzkümmel, Oregano, Gewürznelken, Koriander und Chili.
Hoisin-Sauce: Süß-pikante, rötlich-braune Würzsauce aus Sojabohnen, Knoblauch, Chilis und verschiedenen Gewürzen. (Eine gute Alternative zu den üblichen Sojasaucen, die oftmals Weizen enthalten.)

Miso: Sojabohnenpaste. Die mittlerweile in Pulverform erhältliche Variante ist einfach in der Anwendung und passt zu vielen Rezepten.
Tahini: Dicke Paste aus vermahlenen Sesamsamen.
Tahiri: Sojasauce. Diese Variante ist dickflüssiger als andere Sojasaucen, besitzt einen milden Geschmack.

Kräutertees

Kräutertees tun allen Blutgruppen überaus gut. Seit eh und je gelten Kräutermischungen als Heilmittel bei einer Vielzahl von Krankheiten und Wehwehchen. Kräutertees sind heute überall erhältlich und nehmen in fast allen Haushalten zu Recht wieder einen Ehrenplatz ein.

0-Typ. Menschen der Blutgruppe 0 können Kräutertees zur Stärkung ihrer Widerstandskraft gegen konstitutionell bedingte Schwachpunkte einsetzen. An erster Stelle steht dabei die Beruhigung des Verdauungs- und Immunsystems. Süßholzwurzel beispielsweise kann die beim 0-Typ häufig auftretenden Magenschleimhautreizungen lindern. (Süßholzwurzel kann allerdings auch den Blutdruck in die Höhe treiben.) Eine beruhigende Wirkung entfalten auch Pfefferminze und Petersilie. Hagebutten, Alfalfa, Aloe, Große Klette und Maisgriffel bewirken beim 0-Typ eine Stimulation des unspezifischen Immunsystems, durch die sich Autoimmunerkrankungen (Rheuma) verschlimmern können.

A-Typ. Anders als der 0-Typ, dessen Organismus der Beruhigung bedarf, muss der Organismus von Menschen der Blutgruppe A „auf Touren" gebracht werden. Die gewichtigsten Risikofaktoren für die Gesundheit des A-Typs stehen in Zusammenhang mit seinem trägen Immunsystem. Aloe, Alfalfa, Große Klette und Sonnenhut (Echinacea) und Weißdorn stärken die Immunabwehr. Grüner Tee besitzt ausgeprägte antioxidative Eigenschaften, die sich positiv auf das Verdauungssystem und das Herz-Kreislauf-System auswirken und zur Vorbeugung gegen Krebs beitragen. Enzian und Ingwer steigern die Absonderung von Magensäure. Ausgesprochen beruhigend hingegen wirken beim A-Typ Kamille und Baldrianwurzel.

B-Typ. Für Menschen der Blutgruppe B gibt es eine ganze Reihe sehr bekömmlicher Kräutertees. Ingwer wärmt und Pfefferminze beruhigt. Ginseng übt einen wohltuenden Einfluss auf das Nervensystem aus, wirkt aber anregend und sollte deshalb nur früh am Tag getrunken bzw. verzehrt werden. Ausgezeichnet geeignet für B-Typen sind Süßholzwurzel und Seegras. Sie besitzen antivirale Eigenschaften und wirken damit der Anfälligkeit des B-Typs für Autoimmunkrankheiten entgegen. Überdies begünstigt die Süßholzwurzel die Regulierung des Blutzuckerspiegels, der bei vielen Menschen der Blutgruppe B nach den Mahlzeiten absinkt (Hypoglykämie). Vor kurzem fand ich zudem heraus, dass sich die Süßholzwurzel auch bei chronischem Müdigkeitssyndrom als durchaus wirksam erweist.

AB-Typ. Angehörige der Blutgruppe AB sollten mit Hilfe von Kräutertees ihr Immunsystem in Schwung bringen und gegen Herz-Kreislauf-Erkrankungen und Krebs vorbeugen. Alfalfa, Klette, Kamille und Sonnenhut (Echinacea) stärken die Immunabwehr. Weißdorn und Süßholzwurzel unterstützen die Herz-Kreislauf-Funktion, Grüner Tee kann der Krebsbildung entgegenwirken und hat einen positiven Effekt auf das Immunsystem. Löwenzahn, die Wurzel der Großen Klette und Erdbeeren - begünstigen die Eisenresorption und beugen damit beim AB-Typ einer Anämie vor.

Verschiedene Getränke

Kaffee, Tee, Wein, Bier und so manches hochprozentige Getränk gehören schon zum charakteristischen Merkmal vieler Kulturen. Mineralwasser, Limonaden und eine ungeheure Vielfalt anderer Getränke stehen tagtäglich auf den Tischen dieser Welt. Einige dieser Getränke wirken sich blutgruppenspezifisch günstig aus, andere wiederum sollte man tunlichst meiden.

0-Typ: Menschen der Blutgruppe 0 können nur unter wenigen annehmbaren Getränken wählen. Mineralwasser und Tee sind im

Allgemeinen harmlos, und auch gegen Bier ist nichts einzuwenden, solange Sie es in Maßen trinken und nicht gerade dabei sind abzuspecken. Und hin und wieder ist auch ein Glas Wein erlaubt. Durch Kaffee kommt es beim 0-Typ zu einem Anstieg des Magensäurespiegels und er tut deshalb am besten, ihn von seiner Getränkeliste zu streichen. Eine bekömmliche Alternative zu Kaffee ist Grüntee. Er enthält Koffein in einer unschädlichen Form und seine Katechine wirken zellerneuernd.

A-Typ: Erstaunlicherweise ist Kaffee für Menschen der Blutgruppe A insofern empfehlenswert, als er die Magensäurebildung steigert und einige derselben Enzyme enthält wie Sojabohnen. Grüner Tee ist auch zu empfehlen. Beides aber sollte in Maßen genossen werden. (Bei der Kombination A-Typ und Kapha-Typ aber kann man durchaus viel Kaffee und Grüntee trinken.) Rotwein wirkt sich günstig auf das Herz-Kreislauf-System und für den A- Typ verträglich aus. Säfte mit Wasser verdünnt sind gut. Kohlensäurehaltige Getränke sollten Sie meiden, vor allem zu viel Mineralwasser.

B-Typ: Am bekömmlichsten für den B-Typ sind Kräutertees, grüner Tee und Säfte. Kaffee, Tee und Wein schaden zwar nicht, haben aber auch keinen positiven Effekt. Ziel der Blutgruppendiät ist eine optimale Steigerung der Leistungsfähigkeit und das Weglassen dieser überflüssigen Stimulantien bringt Sie auf diesem Weg ein gutes Stück voran.

AB-Typ: Kaffee enthält eine Vielzahl von Enzymen, die auch in Sojabohnen vorkommen, und ist deshalb für Menschen der Blutgruppe AB zu empfehlen. Dasselbe gilt für grünen Tee, der ausgeprägte antioxidative Eigenschaften besitzt. Rotwein übt beim AB-Typ einen wohltuenden Einfluss auf das Herz-Kreislauf-System aus. In Maßen können Sie Bier (weder abträglich noch zuträglich) trinken.

Drittes Gebot

Mach die Freude zum Weg und zum Ziel Deines Lebens, sieh sie als Messlatte und nachhaltige Belohnung für eine richtige Lebensstrategie an. Die Summe des Glücks entspringt der Gesundheit des Körpers und der Seele!

Beim Studium der Lehre der Ayurvedischen Medizin war mein Bestreben, die Brücke zu unserer europäischen Kultur zu finden, denn es ist nicht gut, wenn wir kritiklos und ohne Anpassung das Ergebnis anderer Kulturen einfach übernehmen. Wichtige Erkenntnisse werden besser angenommen, wenn wir sie mit unseren eigenen kulturellen Wurzeln vernetzen.
Die Philosophie der Freude des großen, griechischen Philosophen Epikur ist hervorragend für diese Vernetzung geeignet. Auch Epikur sieht den Menschen als Teil der gesamten Natur und des Kosmos und im nachhaltigen Zustand der Freude als Harmonie von Körper und Seele sieht er das Lebensziel jedes Einzelnen.

Wer war Epikur?

Epikuros wurde 341 v. Chr. als Sohn gebildeter Eltern auf der Insel Samos vor der Westküste Kleinasiens geboren. Die wirtschaftlich schlechte Zeit bedingt durch den Kampf zwischen Athen und Makedonien hatte seinen aus Attika stammenden Vater Neokles veranlasst, dort neben seiner Arbeit als Lehrer einen landwirtschaftlichen Betrieb zu übernehmen. So wuchs Epikur als ältester von vier Brüdern in einfacher Ländlichkeit und großer Harmonie mit der Natur und seiner Familie auf. Im Alter von 14 Jahren sandte ihn der Vater in die Schule des Nausiphanes nach Teos. Epikur lebte in einer Zeit des Wertewandels, ähnlich wie wir heute. Die widersprüchlichsten Weltanschauungen wurden verkündet, die Bewegung der Sophisten hatte sich aufgelöst, die Schule der Hedoniker verkündete weiterhin die Lust als letzten Zweck des Lebens, versank aber angesichts der Nichterfüllung dieses Zieles in reiner Negation und Pessimismus. Die Zyniker zogen als groteske Weltverbesserer umher, alles bekrittelnd, was das Leben liebens- und lebenswert macht.

Aus diesem philosophischen Wirrwarr und dem durch die Kriege vergrößerten Elend kristallisierte sich eine Sehnsucht nach Glück in tiefer Stille, frei von Unruhe und Ängsten heraus. Epikuros begegnete dieser Zeit mit seiner Lehre der Freude, die bald eine große Anhängerschaft fand. Über die Stationen Mytilene auf Lesbos und Lampsakos kam Epikur mit seinen Anhängern nach Athen, wo er sich 306 v. Chr. niederließ. Die Einflussreichen aus seiner Schülerschar erwarben für Epikur ein größeres Grundstück, auf dem neben Wohngebäuden und Gemeinschaftsräumen auch ein auffallend schöner Garten angelegt war. Dieser Teil des Besitzes erschien für die Sinnesart und Vorliebe der Mitglieder der neuen Gemeinschaft so bezeichnend, dass sie im Volksmund bald die „Philosophen vom Garten" hießen. Am Eingang des Gartens soll eine Inschrift die Besucher wie folgt eingeladen haben: „Freund, das ist ein guter Ort. Hier wird nichts mehr verehrt als das Glück." Hier lebte Epikur gemeinsam mit seinen Anhängern 35 Jahre lang und lehrte ohne Rücksicht auf Geschlecht oder Rang ein freudvolles, Geist und Körper sinnerfüllendes Leben im Einklang mit der Natur. Im Jahr 270 v. Chr. starb Epikur im 72. Lebensjahr - damals ein hohes Alter - in dem Bewusstsein, der Menschheit durch seine Philosophie einen Dienst erwiesen zu haben. Er schied - seine Philosophie konsequent bis zum Tode praktizierend - freiwillig im Kreise seiner besten Freunde aus dem Leben, weil ein damals unheilbares, schmerzvolles Nierenleiden ihm seine Freude nahm.

Im Grunde war Epikur der erste sozialökologische Philosoph und bis zum heutigen Tage einer der wenigen Philosophen, die eine Einheit von Denken und Handeln unter Einbeziehung der Natur lebten. Ludwig Marcuse (1894 - 1971) schrieb 1949 treffend: „Der Mann ist nicht so berühmt geworden wie der Gattungsbegriff" (Epikureer). Epikur hat nicht weniger Schule gemacht als Buddha oder Sokrates oder Jesus. Aber er wurde nicht zur Legende. Seine Ratschläge blieben „handfeste" Literatur. Aus dem Schatz der Weisheiten griechischer Philosophie haben sie als einzige bis heute nichts an Wirkung eingebüßt, weil ihre Nutzanwendung nicht nur zeitlos, sondern ausgesprochen zeitgemäß ist.

Auch Karl Marx hat sich übrigens in seiner Doktor-Arbeit über Epikur zu dem Philosophen als dem „größten griechischen Aufklärer“ bekannt.

Epikurs philosophische Grundsätze - eine Lebensstrategie

Epikurs Lehre ist eine Philosophie der Freude. Diesem Ziele dient all sein Denken, in ihm schließen sich alle einzelnen Stücke und Gruppen seiner Gedanken zu einer fest geschlossenen Einheit zusammen. Selbst wenn man, wie es schon im Altertum geschehen ist, drei große Teile seines Systems unterscheidet: die allgemeine Naturlehre, die Erkenntnistheorie und die spezielle Glückslehre (Ethik), so greift doch überall Eines ins Andere und ist isoliert sinn- und zwecklos. Diese Freude definiert Epikur nun nicht etwa durch primitive Lust, sondern ganz bescheiden als völlige Schmerzlosigkeit im Bereiche des Leibes und völlige Beruhigung im Bereich der Seele. Es ist der ungetrübte Genuss am Dasein selbst, das uns so viele der schönsten und reinsten Güter schenkt, auch wenn wir arm an materiellen Gütern und Geld sind. Es ist jene selig-frohe Glücksstimmung, die von Epikur selbst am liebsten mit einer nur leise bewegten, strahlenden Meeresfläche verglichen wird. Echt hellenisch sieht er in der Verbindung der vollen Gesundheit des Körpers mit der Gesundheit eines ruhigen Geistes die höchste Lebensform. Das ist also die klar erkannte, von Anfang bis Ende stets neu zu lösende Aufgabe jedes Einzelnen. Wie aber können wir das tun? Wir bedürfen der falschen Freude aus Besitztümern oder Macht gar nicht, denn unsere Natur ist mit schlichten Gütern völlig zufrieden. Anstatt in ewiger Besorgnis um Besitz und Ehrenstellen zu leben, sollten wir bei bescheidenen Ansprüchen jene ruhevolle Hochstimmung in uns erzeugen, die aus einem schuldlosen Gewissen, aus dem Bewusstsein, gerecht zu denken und zu handeln, erwächst und die uns jeden neuen Tag als ein beglückendes Geschenk erscheinen lässt. Wir müssen also die Freuden sorgfältig auswählen, müssen ihren Wert zu unterscheiden wissen und unter ihnen die herausfinden, die unserer persönlichen Eigenart am angemessensten und dienlichsten sind. Und: „Mitunter müssen wir erst einen steinigen Weg ein Stück weit gehen, wenn auf der anderen Seite das Glück sichtbar ist", schreibt Epikur. Man kann es mit den Mühen vergleichen, auf einen Berg zu gehen: Nach der Anstrengung oben angekommen, empfindet man es als höchstes Glück, vom Gipfel aus in die Weite zu schauen.

Die Philosophie Epikurs ist eine bis ins letzte verfeinerte Lebenskunst. Zu ihr wollte der Meister seine Schüler und weiter alle Menschen führen, die mit einem dafür empfänglichen Sinne begabt sind. Jedoch den richtigen, individuellen Weg zu dieser Lebenskunst findet man nur, wenn man die Beschaffenheit der Natur - auch seine eigene - in ihrer Gesamtheit kennt. Epikur glaubt nicht, dass Götter unser Leben bestimmen und auf die Frage nach dem Jenseits antwortet er ehrlich, er wisse es nicht, „aber warum soll man wiedergeboren werden, wenn man es in dieser Welt nicht geschafft hat freudvoll zu leben?"
Die epikureische Philosophie gibt somit dem Menschen die volle Selbstentscheidung, um zu seinem persönlichen Glück zu gelangen. Der Epikureer lebt freudvoll, vernunftvoll und gerecht, denn es ist nicht möglich, freudvoll zu leben, wenn man nicht gerecht, edel und vernunftvoll lebt. Aber man kann umgekehrt auch nicht gerecht, edel und vernunftvoll leben, wenn man nicht freudvoll lebt. In diesem Sinne muss die Summe des Glücks, die wir in diesem Leben erfahren können, aus der Gesundheit des Körpers und der Seele entspringen. Dazu müssen wir uns von den Weisungen der Natur leiten lassen und aus ihr heraus Gesetze ableiten, die gerecht sind und allen dienen. „Denn die Gesetze sind für den Weisen nicht dazu gegeben, dass er kein Unrecht tue (sonst wäre er nicht weise), sondern dazu, dass er kein Unrecht erleide." (Epikur) So baut sich der Epikureer auf Basis dieser Lebensphilosophie sein Leben und sein Glück täglich neu. Er wird darin nichts dem Zufall überlassen, denn es gibt für ihn kein unabänderliches „Schicksal".
Wir haben die Zukunft selbst in der Hand, weil wir sie, auch wenn wir Irrtümer begehen mögen, mit unserer Vernunft gestalten können.

Wenn man weise ist, wird dies ein Leben sein in einer gewissen Zurückgezogenheit, die uns nicht allzu sehr von der Umwelt abhängig macht und uns damit eine persönliche Autarkie, also Unabhängigkeit gewinnen lässt.

Prof. Dr. Dr. Grossarth–Maticek (Heidelberg) hat diese Unabhängigkeit als Energie-Quell der Freude (die er „Autonomie" nennt) an 30.000 Krebs- und Herzinfarkt-Patienten in 15 Jahren Forschung als Grundlage für eine nachhaltige Gesundheit nachgewiesen.

Dies bedeutet nicht, dass wir uns von all unseren Mitmenschen absondern sollen, sondern ausschließlich von jenen, die uns ständig nerven und krank machen. Wir sollten Gleichdenkende als Freunde gewinnen und uns mit ihnen seelisch verbinden, um für alle die Glückseligkeit auf Erden zu fördern. Gegensätze ziehen sich zwar an, aber auf Dauer lässt sich so nicht leben. Freundschaft als gegenseitiges Geben und Schenken ist für den Epikureer ein hohes, wertvolles Gut. Freundschaft schenken kann man aber nur, wenn man selbst innerlich reich und autonom ist.

Viertes Gebot

Lerne zwischen Freude, wirklichem Genuss und Lust zu unterscheiden. Freude durch Genuss!

Während Freude nach der Definition von Epikur eine harmonische Bilanz von Körper und Seele, ein Freisein von Schmerz ist und als Sinn des Lebens erklärt wird - also kein kurzfristiger, sondern ein nachhaltiger Zustand - ist Genuss gewissermaßen der sinnliche Teil davon. Genuss ist weit mehr als Lust. Lust ist ein kurzfristiger momentaner Reiz, der ohne jeden Verstand jedem auch noch so primitivem Lebewesen eigen ist; Genuss dagegen bedeutet, dass ich sorgfältig und meine Vernunft, mein Wissen nutzend meinen Sinnen und meinem Körper die Freude positiver Energie zukommen lasse, die meiner Eigenart entsprechend nachhaltig Positives bewirkt. Man könnte auch sagen: Genuss ist Lust mit Verstand (und deshalb ohne Reue).

Auf die Ernährung bezogen bedeutet dies: Wenn ich plötzlich Lust auf einen fetten Schweinebraten verspüre und nachher einen Gallenanfall oder einen Kreislaufkollaps bekomme oder auch nur Magendrücken und ein schlechtes Gewissen habe, ist dies wahrlich kein Genuss. Wenn ich aber meinen Verstand und mein Wissen einsetze und beides mit dem Wunsch nach Genuss verbinde, könnte ich ein mageres Bioputensteak oder ein Tofustück wie einen Schweinebraten mit Knoblauch, Salz und Kümmel würzen und in kaltgepresstem Olivenöl, vielleicht noch mit etwas frischem Rosmarin und Salbei, zubereiten, und dazu einen Krautsalat servieren. So würde ich gesunden Genuss ohne Reue erzielen, denn es geht mir nachher blendend. Im Grunde ist es gar nicht der fette Schweinebraten, den ich will, sondern die deftige, salzige und mit Kümmel gewürzte Geschmackskombination, die mein Körper braucht und die mich an Mutters oder Großmutters Küche erinnert; mangels alternativen Wissens aber ordne ich das Verlangen nach dieser Geschmackskombination dem mir bekannten Schweinebraten zu. Es ist wichtig, Appetit, das Verlangen nach Genuss vernünftig zu befriedigen.

Die Freude des Genusses ist eine psychosomatisch wichtige, Energie und Heilung spendende Kraft. Die richtige Ernährung speziell mit frischen Produkten aus biologischer Landwirtschaft senkt das Risiko für die zwei größten Killer der Gesellschaft, Krebs und Herz-Kreislauf-Erkrankungen, um 50 Prozent. Trotzdem ist das gesamte Gesundheitssystem noch überwiegend auf dem furchtbaren Irrtum aufgebaut, dass man durch Pillen Krankheiten heilen kann, ohne die Ernährung umstellen zu müssen. Neben konventioneller, billiger Ernährung mit ihren Giften kommt noch eine Unmenge weiterer Fremdstoffe aus Kosmetika, Zahnpasten, Kleidung, Luft und Wohnraum hinzu.
Immer wieder höre ich das Argument: Die Luft und der Regen sind ja auch nicht einwandfrei. Aber genau diese Tatsache sollte Sie zur besonderen Vorsicht veranlassen. Gerade weil wir bereits unserem armen Körper so viele Schadstoffe und Umweltgifte über Wege und Quellen, die wir nicht oder nur wenig beeinflussen können, zumuten müssen, sollten wir beim wichtigsten Bereich, der Ernährung, unsere Verantwortung wahrnehmen.
Es gibt keinen anderen Bereich, der so bedeutend ist für unsere nachhaltige Gesundheit, für unser Beziehungsleben, für unsere sexuelle Vitalität und für unser Aussehen, wie unsere Ernährung.
Die Apotheke aus der Natur besteht schon Milliarden Jahre, der Mensch existiert erst 1,2 Millionen Jahre und die pharmazeutische und chemische Industrie gibt es erst ca. 50 bis 100 Jahre.
In dieser Zeit ist es besagter Industrie gelungen, uns permanent einzureden, dass Lebensmittel durchaus billig sein können, ja geradezu billig sein müssen, dagegen aber Pillen, chemische Produkte und alles, was davon abhängt, vom Auto über Lacke und Farben bis zur Viagra-Pille, ruhig etwas kosten dürfen. Dies hat zu einer Deformation des gesunden Verhaltens geführt.

Für Psyche und Körper gilt als erste Regel: Stellen Sie Ihr Verhalten um, investieren Sie in Ihren Genuss, in mehr Leistungsfähigkeit und sparen Sie Geld durch weniger häufiges Erkranken.
Nicht nur Krebs, Immunkrankheiten und Kreislauferkrankungen lassen sich durch die richtige Lebensweise vermeiden, sondern

auch Diabetes, rheumatische Erkrankungen, Gelenk- und Wirbelsäulendeformationen. Meist lernt der Mensch nur durch Krankheiten und Katastrophen, doch ich bin sicher, dass jeder auch durch die Aneignung von entsprechendem Wissen lernen kann, wie man gesunden Genuss und damit Lebensfreude und Erfolg zur Strategie seines Verhaltens macht.

Fünftes Gebot

Nutze die Natur als Apotheke, um Dein Leben gesünder, genussreicher und freudvoller zu machen.

Wirkungsweise der wichtigsten Pflanzen, Kräuter, Gewürze und anderer Lebensmittel von A - Z
(K = empfehlenswert für die Vorbeugung und die Therapie von Krebs)

Anis
Antiparasitisch, entgiftend, geruchshemmend, krampflösend, appetitanregend, die Wurzel hat abführende Wirkung, die Samen wirken gegen Karies (nach der Mahlzeit kauen), der Tee hilft bei Krankheiten der Atemwege

Apfel
Pektin hemmt Bakterien im Darm, senkt Cholesterin

Aprikose (K)
Durch Beta-Carotin, Folsäure und Panthotensäure zellaufbauend

Avocado
Glutathion kurbelt das Immunsystem an durch Produktion der Glutaminsäure (wichtige Aminosäure)

Basilikum
Aktiviert den Stoffwechsel, wirkt gegen Durchfall, als warmer Saft gutes Gurgelmittel bei Hals- und Rachenkatarrh, auch als Ohrentropfen verwendbar

Bockshornkleesamen
Gut als Nervenstärkungsmittel, wirkt gegen Durchfall, Koliken und Blähungen, hilft nach Entbindungen bei der Rückbildung der Gebärmutter

Borretsch
Fördert die Nierentätigkeit, wirkt harnfördernd, als Paste entzündungshemmend, als Aufguss hilfreich gegen Bronchitis

Brokkoli (K)
Glutathion wirkt zellerneuernd, schützt die Chromosomen, enthält Chrom, das die Wirkung von Insulin steigert, und das zellerneuernde „Glückshormon“ DHEA, Eiweißspender, generell vita-

min- und ballaststoffreich

Brunnenkresse

Enthält zahlreiche Vitamine (A, C, D und E), Mineralsalze, Phosphate, Kalium, Eisen und Jod

Chili, Chutneys

Capsicin gegen Bakterien, appetitanregend, verdauungs- und durchblutungsfördernd, stimuliert die Endorphine

Dill

Gut geeignet bei Frauenkrankheiten, Menstruation anregend, blutreinigend zwischen den Menstruationsphasen, wirkt auch magenstärkend, harntreibend, schleimlösend (einen Bund Dill abkochen, den Saft abgekühlt trinken), als Umschlag heilend gegen Entzündungen und Geschwüre, für Männer nicht gut geeignet, da potenzstörend

Fischöl

Die Omega 3 Fettsäuren, die speziell im frischen Fischeiweiß vorhanden sind, stellen viele wichtige Vitamine des B-Komplexes sicher

Gewürznelken

Heilsam für die Lunge, keimtötend, Brechmittel, gegen Koliken und Halsentzündungen, gekaut schmerzstillend bei Zahnschmerzen, gegen Mundgeruch, allgemein erhitzende Wirkung

Ginseng (K)

Die Haupt- und Nebenwurzel des Panax Ginseng Meyer, die jetzt auch in Deutschland erstmals biologisch nach den ÖkoWellness-Kriterien angebaut und verarbeitet wird, ist mit ihren Wirkstoffen, den (bis zu 30 verschiedenen) Ginsenosiden, eine der ältesten Heilmittel der chinesischen Medizin durch ihre ganzheitliche, synergetische Wirkung (Panax = Ganzheit). Die Ginsenoside bewirken eine Steigerung des Zellkreislaufes und wirken damit auch gegen Müdigkeit und Konzentrationsschwächen und vorbeugend gegen Krebszellen durch Steigerung der anitioxidativen Wirkung. Auch die Flavonoide und Bitterstoffe der Blätter und Beeren wirken gut auf die Darmflora ein und senken den Blutzucker.

Grüner Tee (K)
Catechine/Epicatechine (bis 10% pro Blatt) sind der stärkste Killer der freien Radikale von allen Stoffen in Lebensmitteln (100 mal effektiver als Vitamin C), idealer Krebsschutz
Guarana (K)
Die nussartige Frucht dieses subtropischen Strauches (Amazonas) enthält viele Flavonoide und 3 mal mehr Coffein als Kaffee und wirkt gleichmäßig 4 – 6 Stunden ohne Magen und Darm zu reizen. (Der Kern wird getrocknet und zu Pulver gemahlen; so bleiben schädliche Röststoffe aus.) Macht munter und stimuliert das Gehirn und die sexuellen Funktionen. Sehr empfehlenswert das Pesto „Wake up" und „Marathon" (zu erwerben im ÖkoWellness-Shop)
Heidelbeeren (K)
Blauer Farbstoff (enthält am meisten Anthocyane) schützt vor Krebs durch Vernichtung freier Radikale
Holunder (K)
Schweißtreibend, sekretolytisch und gefäßabdichtend, gut - auch vorbeugend - gegen Erkältungen und grippale Infekte, gegen Artheriosklerose und Karzinome. Besonders die Blüte. Die Beeren enthalten weniger Wirkstoffe, aber Bitterstoffe.
Hülsenfrüchte (K)
(Bohnen, Linsen)
Nukleinsäuren verjüngen Zellen, Zink- und Eiweißspender, Ballaststoffe stimulieren die DCA-Produktion besonders stark (Darmkrebsverhüter)
Ingwer (K)
(die frische Wurzel)
Gegen Bakterien (auch Würmer), gegen freie Radikale, senkt den Cholesterinspiegel, wirkt bei chronischem Durchfall ebenso wie bei chronischer Verstopfung, entzündungshemmend, magenstärkend, schleimlösend für die Bronchien, Prophylaxe gegen Grippe und Erkältungskrankheiten, gegen Müdigkeit, Migräne, niedrigen Blutdruck und Reisekrankheiten

Joghurt (K)
Milchsäurebakterien begünstigen die DCA-Produktion im Darm. Die Wirkung entfaltet sich am besten, wenn man den Joghurt selbst zubereitet oder einige Zeit ungekühlt stehen lässt.
Kapern (K)
Stark appetitanregend, verdauungsfördernd, durch Magnesium, Lithium, Kalium und andere Spurenelemente gut für das Gehirn (wirkt auch gegen „Kater")
Kardamon
Geeignet bei Frauenleiden, vor allem bei Menstruationsbeschwerden, gut für die Verdauung, heilend bei Bronchitis, Nierenerkrankungen und Infektionen der Harnwege, stärkt Nerven, Konzentration und Motorik, gegen Mundgeruch, potenzfördernd, nicht anwenden bei Bluthochdruck
Knoblauch (K)
Allicin und Alantoin sind natürliche Sulfonamide, die Viren, Bakterien und Tumorzellen vernichten; schützt Blutgefäße vor Ablagerungen, reinigt das Blut, stärkt die Herzkranzgefäße, senkt den Blutdruck, gut gegen Husten und Erkältungskrankheiten, potenzfördernd
Koriander
Schleim- und krampflösend, harntreibend, fieberhemmend, gegen Durchfall und Blähungen, blutungshemmend bei Hämorrhoiden, als Absud für Augenspülungen gut bei Bindehautentzündungen
Kümmel
Appetitanregend, verdauungsfördernd, gegen Blähungen, senkt den Blutdruck, reinigt das Blut, regt die Milchproduktion nach der Entbindung an, gut für die Rückbildung der Gebärmutter
Kurkuma
Appetitanregend, verdauungsfördernd, stark blutreinigend, desinfizierend bei inneren Erkrankungen, hilft bei Nieren-, Gallen- u. Leberleiden, gegen Erkältungskrankheiten (ein Glas heiße Milch mit einem TL Kurkuma und einem TL Honig), äußerliche Anwendung als Paste aus Kurkuma, Zitrone und Zwiebeln bei rheumatischen Entzündungen, äußerliche Anwendung als Paste aus Kurkuma und Wasser auch gut gegen fast alle Hautkrankheiten

Liebstöckel
Harntreibend, gegen Blähungen, heilend bei Atembeschwerden (Einatmen der Dämpfe aus der Wurzelabkochung), Absud gut gegen Hauterkrankungen, Tee aus Liebstöckel, Anis und Fenchel bei Gelbsucht reichen

Lorbeer
Schweißtreibend, Brechmittel, heilsam bei Zerrungen und Quetschungen, Lorbeersalbe bei Abszessen und Furunkeln

Majoran
Hilft bei Asthmaanfällen, bei Menstruationsbeschwerden, gegen Koliken und Schmerzen im Bereich der Verdauungsorgane, enthält ätherisches Öl, das äußerlich in Verbindung mit Marienkraut bei rheumatischen Erkrankungen Anwendung findet

Meerrettich
Enthält viel Vitamin C, Magnesium, Eisen und Kalzium, gut gegen chronische Verstopfung, hilft bei Bronchialasthma, gegen Müdigkeit und niedrigen Blutdruck

Muskatnuss
Gegen Fieber, Durchfall, Blähungen und Erkältungen, steigert die Körperkraft und die Potenz, leicht Blutdruck steigernd, zu hohe Dosen (täglich mehr als 5 g) führen zu schweren Irritationen wie Krämpfen und Schwindel

Olivenöl - kaltgepresst (K)
Hoher Anteil Vitamin E und Ölsäure wirkt gegen freie Radikale, das enthaltene Olivin gegen schädliche Sporen (Candida-Pilze im Darm, sogar Fußpilz!)

Oregano
Cholesterinsenkend, empfehlenswert bei Herz- und Kreislauferkrankungen, gegen Würmer im Körper; das Öl ist gut bei Prellungen und Zerrungen, Blüten und Blätter (eingeschlagen in ein warmes Tuch) lindern Koliken, Schwellungen und akute Rheumaschmerzen

Parmesan (frischer)
Höchster Anteil Glutathion (von allen Lebensmitteln), der die Aminosäure Glutaminsäure in einer für den Darm verträglichen Form produziert (siehe auch Avocado), in Verbindung mit dem hohen

Eiweißanteil und Milchfett Synergien als großer, schneller Energiespender, siehe auch Via Naturale Pesto

Petersilie (K)

(glatte, italienische Art „neapoliensis“)

Höchster Anteil Vitamin E (von allen Lebensmitteln), darum sehr guter Radikalenfänger, Stimulierung des Zellkreislaufes

Pfeffer (alle Sorten)

Vielseitige Anwendung im Bereich Ayurveda und Yoga, da eines der bekömmlichsten und heilsamsten Gewürze, bei Pitta-Überfunktion etwas zurückhalten, da stark erhitzende Wirkung, appetitanregend, verdauungsfördernd, gegen Blähungen, Bronchitis, Schnupfen, Halsschmerzen, gut gegen Erkältungen oder Grippe (einige TL Honig im Wasserbad erhitzen, dazu einen halben TL schwarzen Pfeffer geben, umrühren und langsam zu sich nehmen), schweißtreibend und damit blutreinigend; Olivenöl vermischt mit schwarzem Pfeffer wirkt gegen Rheuma und Hautleiden, wirkt auch antiallergisch und entzündungshemmend, nicht bei Nierenerkrankungen verwenden

Rosmarin

Verdauungsfördernd, anregend, gegen Durchblutungsstörungen, lindernd bei Asthma, herzstärkend

Rote Beete (K)

Nukleinsäuren, Folsäuren und Flavonoide (im roten Farbstoff) begünstigen das Wachstum neuer Zellen und hemmen das Wachstum von Krebszellen

Rotwein (K)

Roter Farbstoff enthält viele Flavonoide, Phenole, die Fettablagerungen in Blutgefäßen verhindern; Salcylate halten das Blut flüssig; Resveratol wirkt gegen Entzündungen und Bildung von Krebszellen (trifft auch für Weintrauben zu)

Safran

Heilend bei Nasennebenhöhlen- und Stirnbeinhöhlen-Erkrankungen und Atembeschwerden, krampfstillend, blutstillend, wirkt aphrodisierend bei Frau und Mann

Salbei

Anregend, nervenberuhigend und nervenstärkend (Aufguss mit einem TL Honig mehrmals am Tag einnehmen), unterstützt die

Magenfunktion, gut gegen Erkältungskrankheiten, Fieber, Angina, Nachtschweiß, generell gegen erhöhte Schweißabsonderung, wirkt blutreinigend

Sanddorn (K)

Wichtigster Spender von Vitamin C, 3 mal mehr als in Zitrusfrüchten, dazu wertvolle Spurenelemente und Flavonoide

Sauerkraut (K)

Vitamin B12 wirkt blutbildend, Vitamin C gegen freie Radikale, Milchsäure und Ballaststoffe in hoher Konzentration unterstützen die DCA-Produktion im Darm (siehe gesondertes Kapitel und Buch „DCA - die Überlebensformel ist in unserem Körper“)

Senf (K)

Enthält lebensnotwendige Stoffe wie Vitamine, Proteine, Kohlenhydrate, Eisen, Kalzium, Phosphor und Mineralien, wirkt allgemein heilend und desinfizierend, entzündungshemmend im Magen- und Darmbereich, heilsam bei Erkältungen und Bronchitis; Senfwickel (nur 20 Minuten auflegen, da intensiv wirkend) wirken bei Brustschmerzen, Rheuma und Hexenschuss; Senföl als Massage- und Einreibemittel bei Ekzemen, bei Durchblutungsstörungen, Pilzinfektionen; Salate mit frischem Senföl besonders zu empfehlen bei Erkrankungen der Atmungsorgane und bei Darmbeschwerden; Senfpaste hat antiallergische Wirkung und heilt bei geschwollenen Gelenken, Abszessen und Juckreiz, auch gut gegen Haarausfall, Sonnenbrand, Hautflechten; Senf ist nicht anzuwenden bei Übersäuerung des Körpers und dadurch entstandenen Erkrankungen wie Magengeschwüren, Gastritis

Soja (K)

(insbesondere frisch als Sprossen und als Tofu)

Genistein (wichtiger Eiweißstoff) und Phytoöstrogene sind wichtige Krebsschutzmittel, die Sojaproteine sind Energiespender und senken Blutfette

Thymian

Enthält ätherisches Öl, das keimtötend wirkt, heilt bei Husten und Bronchialbeschwerden (Aufguss mit zwei TL Thymian auf eine Tasse Wasser), bei Erkrankungen im Mund- und Rachenraum durch seine desinfizierende Wirkung

Tomaten (K)
(gekocht)
Lycopine (im Farbstoff) hemmen vor allem Krebszellen im Darm, in der Bauchspeicheldrüse, Galle und Lunge, sowie Prostata; Tyrosin stimmt munter und gut gelaunt
Vanille
Anregend, windetreibend, unterstützt die Ausscheidung über die Nierentätigkeit, stärkt das Herz, wirkt aphrodisierend
Via Naturale Pesto (ÖkoWellness-Pesto) (K)
Enthält in einer sehr schmackhaften Komposition 60% glatte, kalt verarbeitete Petersilie, Parmesan, Mandeln, Chili, Knoblauch, Olivenöl, Ginseng und andere wertvolle Bestandteile, wirkt Immunsystem und Libido stimulierend
Vollkornbrot (K)
(insbesondere Roggen/Weizen-Mischung)
Enthält Lignane, die Krebszellen hemmen, Zink, Folsäure und Mangan als wichtige Katalysatoren für das Immunsystem
Wacholder
Heilend bei Blasen- und Nierenerkrankungen, aber nicht für Schwangere, da er abtreibend wirkt
Zimt
Fäulnishemmend, stimulierend, krampflösend, nervenstärkend, schleimlösend, windetreibend, antiseptisch, antiparasitisch, hilft auch gegen Durchfall, Blähungen, Krankheiten der Atemwege und bei Menstruationsbeschwerden, unterstützt das Kontrahieren der Gebärmutter nach der Entbindung; als Öl oder Paste äußerlich angewandt bei rheumatischen und neuralgischen Schmerzen, als Tee bei Harnwegserkrankungen, gegen Magen- und Bauchschmerzen, ebenso gegen die Auswirkungen von Stress
Zitrusfrüchte (K)
Generell wichtige Vitamin C -Spender, enthaltene Bitterstoffe regen die Verdauung (Gallensäuren) an; Ballaststoffe sind wichtig für die DCA-Produktion
Zwiebeln
In ihrem Öl enthaltenes Prostaglandin, ein hormonähnlichen Stoff, stimuliert die Sexualorgane; wirken weiterhin cholesterinsenkend,

fettspiegelsenkend, appetitanregend, entzündungshemmend, blutreinigend, verdauungsanregend, blutdrucksenkend, unterstützen eine regelmäßige Menstruation, gut gegen Husten, Erkältung, Heiserkeit, Ohrenschmerzen (einige Tropfen warmer Zwiebelsaft), bei Sonnenstich und Sonnenbrand (klein gehackte Zwiebeln auflegen)

Sechstes Gebot

Du darfst beim Abnehmen nicht hungern, du sollst weniger, öfter und genussreich essen und kreative Freude daran haben. Genieße Dich schlank!

Das „Genieße Dich schlank"-Programm wurde von mir gemeinsam mit Ärzten, Psychologen und Köchen unter Einbeziehung des Endverbrauchers in 20 Jahren Praxis entwickelt und erlaubt erstmals, das ideale Gewicht ohne zu hungern und ohne Stoffwechselstörungen zu erreichen. Sie ist Teil des „Epikur 2000" Lifestyle-Managements, und der Epikur-Gourmet-Diät und wurde in ihren Grundzügen in meinem Buch *EPIKUR 2000* bereits 1987 beschrieben. Prominentester Kunde: Die älteste Tochter von König Fahd. Mit anfangs über 100 kg schaffte sie es, in 6 Wochen 25 kg abzunehmen ohne zu hungern.

Die Behauptung, schlank, gar superschlank sei ein Synonym für gesund, wurde als bedauerliche Fehlinformation auf den großen Müllhaufen der ärztlichen Irrtümer gekehrt. Denn das letzte Wort haben die Stoffwechselforscher: Die Gesundheitsgefährdung geht nicht vom Übergewicht an sich, sondern vom speziellen Stoffwechsel-Zustand in den Fettzellen eines jeden Menschen aus. Anders gesagt: Es kann gesünder sein, ein wenig übergewichtig zu bleiben. Die Gesundheitsgefährdung entsteht für manchen gerade erst dadurch, dass der Stoffwechsel beim Abnehmen durcheinander gerät, weil die Diät ungeachtet der persönlichen Typologie gemacht wird. Doch obwohl die Mediziner die Theorie vom angeblich lebensverlängernden Idealgewicht inzwischen begraben haben, blüht das Geschäft mit den Schlankmachern. Das Fazit daraus: Einseitige Pauschalregelungen für Millionen von Menschen dienen nur den Unternehmen und Institutionen, die daran verdienen. Für den Einzelnen sind sie in hohem Maße gefährlich, wie jede Form des Nichtberücksichtigens des Menschen als individuelles Gesamtkunstwerk.

Ziel der ÖkoWellness-Diät ist es deshalb nicht, in kurzer Zeit einen riesigen Gewichtsverlust zu erzielen, der danach nicht gehalten werden kann, sondern dem Abnehmwilligen auch beizubringen, wie er in Zukunft entsprechend des eigenen Typus sein Leben gesünder gestalten und somit weitere Pfunde verlieren kann.
Vor allem scheinen die möglichen Zubereitungsformen der Ballaststoffe, die kaum Kalorien enthalten, den Magen gut füllen und auch das Auge erfreuen, noch viel zu wenig ausgeschöpft. Auch ist grundsätzlich zu sagen, dass der Kalorienbedarf jeder Person vollkommen verschieden ist und die Diät daher individuell überlegt sein soll.
Eine weitere wesentliche Komponente der Ernährung, nämlich der emotionale Faktor, wird ebenfalls meistens vergessen. Wir brauchen unser tägliches Brot nicht so sehr wegen des tatsächlichen physischen Hungers, sondern vor allem, um unseren seelischen Hunger zu befriedigen. Essen hilft uns also, unsere seelische Gesundheit zu bewahren.

Das „Genieße Dich schlank"-Programm von ÖkoWellness zur Gewichtsabnahme oder zur Regeneration ist die Antwort auf das komplexe Synergiesystem Ernährung und Verdauung. Wie schon der Name zum Ausdruck bringt, vereint diese neue Kunst des Essens nicht nur die medizinischen und biologischen Erkenntnisse, sondern auch die psychologischen Grundbedürfnisse des Menschen: Gesund essen und genießen als ganz besondere Diät, nicht als Nahrungsmittelzufuhr, sondern als kleines Fest, das Geist, Sinne und Körper anregt.
Durch die Aufteilung in mehrere – kreativ zubereitete – Gänge auf Basis der epikureischen Philosophie „Lebensfreude ist Gesundheit, Gesundheit ist Lebensfreude" wird ein Synergieeffekt erreicht, der erlaubt, genussvoll zu essen und abzunehmen, ohne zu hungern. In Ergänzung mit anregenden Aufbaustoffen (Nahrungsergänzung, die sinnvoll ist) als Bestandteil der Diät führt dies zu einem gesteigerten Lebensgefühl, das wiederum dazu beiträgt, durch höhere Aktivität zusätzlich Kalorien abzubauen.
Als Teil des Programms werden die Überlegungen der epikure-

ischen Ernährungsphilosophie bewusst gemacht. Diese Bewusstmachung führt dazu, dass die gesunde Ernährung über die Diätkur hinaus im Alltag, auch wenn er noch so mit Stress belastet ist, befolgt werden kann. Das „Genieße Dich schlank"-Programm berücksichtigt die psychosomatischen menschlichen Mechanismen. Dazu gehört natürlich, dass man sich bewusst für jedes einzelne Gericht interessiert, langsam und mit Genuss kaut und lernt, am Essen Freude zu empfinden anstatt es als notwendiges Übel abzutun.

Auch die Probleme der Geschäftsessen werden berücksichtigt, indem man gewissermaßen übt, wie man auch aus der ungesündesten Speisekarte im Sinne unserer Ernährungsphilosophie jene Gerichte heraussucht, die einen auch das längste Geschäftsessen überleben lassen.

So führt das ÖkoWellness-Konzept zu einer neuen Lebens- und Ernährungsphilosophie, die auch im Alltag praktiziert werden kann und gleichzeitig zu mehr Lebensfreude, Leistung und Gesundheit beiträgt.

Das System baut auf folgenden 6 Grundregeln auf, die während der 3 Wochen Abnehmphase und danach leicht einzuhalten sind, da sie viel Spielraum für die individuelle und abwechslungsreiche Gestaltung der Speisen bieten.

I. Ernährung mit konsequent unter 30% Fettkalorien

Die wichtigsten Ernährungsbausteine sind:

Mehrere Sorten Schlank & Vital - Cremes aus biologischem Magerquark nach einem raffiniertem Grundrezept, das wir entwickelt haben, die trotz wenig Fett vollmundig schmecken und immer, wenn der Hunger kommt, genossen werden können, besonders in Verbindung mit:

- eiweißreichem Kohlgemüse für warme Speisen in allen Varianten: Brokkoli, Weißkohl, Mangold, Blumenkohl, Grünkohl - zubereitet mit kaltgepresstem Olivenöl und diversen Chutneys nach Geschmack
- rotem Paprika, Gurken, Selleriestangen, Roter Beete (Schlank

&Vital – Creme, kalt als Dipp)

- Obst natur oder als Dessert zubereitet mit Kefir oder Joghurt und etwas Honig
- Fisch, möglichst Zander, Dorsch, Seefisch, weil diese wenig Fett haben, oder Flusskrebse, die gar kein Fett haben
- Putenfleisch und Huhn (nur Brust, die Keulen haben zu viel Fett)
- frischen Kräutern, Zwiebeln, Knoblauch und guten Gewürzen, besonders Ingwer, Koriander, Chili, Pfeffer, Meerrettich und konsequent Meersalz oder Steinsalz
- wenig Brot und nur Vollkornbrot, Dinkelbrot, Essener Brot (je nach Typus).

Fett in Form von tierischem Fett ist leider ein gefährlicher Geschmacksverstärker. Ersetzen Sie einige Dinge, die Ihnen schmecken, aber viel Fett enthalten, durch andere, ähnlich schmeckende. Bevorzugen Sie andere Geschmacksverstärker.
Gesunde Geschmacksverstärker sind Knoblauch, Honig, frische Kräuter, Zitrone, Apfelsaft, Gewürze. Eine Paste aus etwas Knoblauch, etwas Olivenöl, Honig und Petersilie hebt den Geschmack von Fleisch, Frischkäse, Gemüse oder Aufstrichen enorm. Dafür Knoblauchzehen mit etwas Salz und einigen Tropfen Olivenöl zu einem Brei verrühren. Die halbe Menge Honig dazu geben und mit frisch zerstampfter Petersilie (das Doppelte der gesamten Masse) mischen. Schmeckt auch köstlich auf Brot! Und Sie geben garantiert keinen unangenehmen Knoblauchgeruch ab. Selbst der mit hohem pflanzlichen Eiweißanteil gesunde Tofu wird durch die Knoblauch-Honig-Paste mit frischen Kräutern zu einer Geschmacksoffenbarung.
Auch Ingwer, Kurkumawurzel und Meerrettich, frisch geraspelt oder gerieben, mit Olivenöl und Salz gemischt, sind wunderbare Geschmacksverstärker, die bei uns bereits fertig als Chutneys und Schlank-Vital-Cremes zu kaufen sind.
Sehr gut ist auch eine Mischung aus den Kräutern Petersilie, Maggi-Kraut, Liebstöckel und Schnittlauch oder Basilikum, Pfefferminze oder Bärlauch. Wichtig ist, dass die Kräuter klein zerhackt und et-

was zerdrückt werden, damit die ätherischen Öle sich voll entfalten können.

II. Öfter, aber wenig essen und niemals hungern

Immer dann einen Löffel Schlank & Vital-Frischkäse eventuell mit Obst- oder Gemüsestückchen langsam und genussreich essen, wenn man Hunger verspürt und sofort aufhören, wenn das Hungergefühl weg ist. Besonders die Ingwer-Creme macht satt. Gerichte getrennt essen, nicht alles mischen. Das heißt, wenn ich eine Gemüsepfanne zubereitet habe und außerdem Lust auf Fisch habe, den Fisch für sich essen, vorher, dazwischen oder zum Schluss.

III. Ess-Sünden vom Laster zur Lust gestalten

Gestalten Sie Ihre Lust, indem Sie sich bei Sachen, die Sie liebend gerne essen, auch wenn sie fetthaltig und kalorienreich sind, täglich mit einem kleinen Bissen belohnen. Ob Schokolade oder Wurst, wenn Sie etwas zu belohnen haben, freuen Sie sich darauf. Essen Sie dann ein ganz kleines Stückchen davon, ganz langsam mit Genuss. So bekommt das Gehirn die Botschaft: Meinem Bedarf ist entsprochen worden, danke. Dafür reicht eine kleine Menge, die nach Kalorien unbedeutend ist, und es entsteht kein schädlicher Heißhunger durch Entzugserscheinungen.

IV. Bewusste Bewegung

Bewegung mehrmals, besonders vor und nach dem Essen, mindestens aber 3-mal täglich ist wichtig. Einmal davon jedoch 15 Minuten durchgehend locker laufen. Nur lockeres Laufen (speziell auf dem Vorderfuß) bewegt alle Muskeln und das Bindegewebe. Täglich die Yoga-Übung „Sonnengebet“ 2- bis 3-mal ausführen. Diese Übung beansprucht ebenfalls viele Muskeln und die damit verbundene Atemübung verstärkt den Sauerstofftransport in die Muskeln und das Fettgewebe. Gehen Sie außerdem 3-mal pro Woche in die Sauna oder ins Dampfbad mit Salzeinreibungen (siehe entsprechendes Kapitel „Heilung durch Wärme, Wasser und Salz“).

V. Viel kalorienfreie Getränke trinken

Insbesondere Tees, Mineralwasser mit wenig oder keiner Kohlensäure, aus der Region, wo Sie sich befinden, Säfte, keinen Alkohol (bis auf die bewusste, erlaubte Belohnung, z.B. ein Glas edlen Weines oder ein gutes Bier am Abend).

VI. Ihren Typus und Ihre Blutgruppe berücksichtigen

Die Gewürze und die Zusammenstellung der Speisen sollten Ihrer ayurvedischen Typologie und auch Ihrer Blutgruppe gemäß den Forschungen von Dr. D' Adamo (siehe gesondertes Kapitel) entsprechen und die Ergebnisse Ihres Blutbildes und der Urinproben berücksichtigen. Sehr viele Menschen wissen nicht, dass sie zu viel Kreatinin im Blut oder einen zu hohen Cholesterinspiegel haben bzw. zu Diabetes neigen, weil sie sich nicht ihrem Typ und ihrer Blutgruppe entsprechend ernähren. Die Ernährungsgewohnheiten vieler Menschen - oft vom Elternhaus geprägt oder dem Beruf entsprechend - stellen eine Zeitbombe für die Gesundheit dar.

Siebentes Gebot

Stimuliere durch Wärme, Wasser und Salz den Stoffwechsel und das körpereigene Regulationssystem, entspanne und tanke Energie.
Heilung durch Wärme, Wasser und Salz!

Wärme und Wasser sind die Quellen und Katalysatoren allen Lebens. Jeder Chemiker weiß, dass Stoffwechselvorgänge chemisch-biologische Prozesse sind, die durch Wärme beschleunigt werden. Im Wasser, d.h. im Fruchtwasser der Mutter wachsen wir heran. Unser Körper besteht bei der Geburt zu 90% aus Wasser. Wenn wir altern, verlieren wir Feuchtigkeit und Flüssigkeit und wenn wir sterben, haben wir nur noch 60 - 70% Flüssigkeit in uns. Zu wenig Wasser bedeutet Tod - wie auch zu wenig Wärme. Die Idealtemperatur des Körpers beträgt 36°C. Durch kurzzeitige Wärmung und Überwärmung des Körpers mit ausreichendem Schwitzen kann bei vielen Krankheiten, besonders bei Krankheiten des rheumatischen Formenkreises, Heilung erreicht und das Immunsystem angekurbelt werden, wenn gleichzeitig der Sauerstofftransport intensiviert wird.
Wird zu wenig geschwitzt, übersäuert der Körper. Die Übersäuerung führt zu zahlreichen Krankheiten, besonders zu Herz- und Kreislaufversagen. Ein übersäuerter Körper hat Unwohlsein zur Folge und schadet allen Organen durch Behinderung der Stoffwechselprozesse. Die durch die Poren ausgeschiedene Säure des übersäuerten Menschen kann zu Verbrennungen bzw. Ätzungen der Haut, den sogenannten „Altersflecken", führen. Doch ein gesunder Mensch, der Sport treibt, sich richtig ernährt und zumindest in der Sauna schwitzt, weist keine dieser Flecken auf.
Eine dauernde Überwärmung des Körpers wäre jedoch tödlich, ebenso wie andauernde Kälte.
Der Körper hilft sich selbst, indem er die Stoffwechselprozesse und das Immunsystem durch das Fieber stimuliert. Bei über 37° Körpertemperatur sterben viele Bazillen und Viren – die meisten bei über 80°C –, Giftstoffe werden verbrannt und über den Schweiß und den vermehrten Urin, ausgeschieden. Andauerndes

hohes Fieber aber würde ebenso wie dauernde Kälte bedeuten, dass keine Heilung der Funktionsstörungen und der Schmerzen erfolgt, sondern in weiterer Folge die Stoffwechselprozesse enden, also zum Absterben führen.
Mit dieser Erklärung wollte ich die Bedeutung der Heilung durch Balneo- bzw. Hydrotherapie (Bade- und Wassertherapie) und Wärmetherapie herausstellen.
Wasser und Wärme, grundlegend für unser Dasein und Sosein, sind keine banalen, sondern hervorragende therapeutische, von der klassischen Schulmedizin meist vernachlässigte Elemente von hoher Wirksamkeit.
Natürlich können sie auch unterschätzt, überschätzt oder falsch angewendet werden, da so manche Leute meinen, wenn sie ein paar Mal in der Sauna waren, mitreden zu können.
Darum möchte ich hier einige Beispiele für uns allen bekannte Anwendungen geben, mit dem Ziel, sie richtig zu nutzen.

Die finnische Sauna als Therapie
Als Anhaltspunkte für die klassische finnische Sauna dienen eine Raumtemperatur von 80°C, und eine Luftfeuchtigkeit von 30%. Bei zu hohem Blutdruck und Problemfällen sowie bei Langzeit-Therapie sind 60°C und 40% Luftfeuchtigkeit angeraten. Temperatur, Dauer des Aufenthaltes und Anzahl der Aufgüsse sind aber immer auf den jeweiligen Stoffwechseltyp abzustimmen: Für den Vata-Typ empfehlen sich 60-70°C, eine kürzere Aufenthaltsdauer und weniger Aufgüsse (als für die beiden anderen Typen), für Typ 2 80°C, für Typ 3 bis zu 100°C. Generell sollte die Sauna sollte gut durchlüftet, mit Sauerstoff (Frischluft) angereichert sein.

In unserem Körper geschieht beim Saunabesuch Folgendes: Wenn wir die Sauna betreten, ziehen sich die Gefäße durch den Hitzeschock als erstes zusammen. Wenn wir entspannt sitzen, tief durchatmen und uns nach etwa 5 Minuten hinlegen, möglichst mit aufgestellten Knien und leicht hochgelagertem Kopf, öffnen sich die Gefäße (Arterien und Venen) sowie die Lymphbahnen ganz weit. Wir fühlen uns entspannt und wohl. Je nachdem, wie gesund und wie entspannt wir sind, beginnen wir zu schwitzen. Ein gut funktionierender Körper möchte die unnatürliche Hitze durch Abkühlung schnell kompensieren. Alle Stoffwechselprozesse werden auf diese Weise gefördert. Die Haut, unser größtes Organ, verteilt die sich durch den Prozess des Schwitzens auf der Oberfläche befindende Desoxycholsäure über den ganzen Körper. Auch die Darmflora mit ihren Billionen von Zellen, die Leber und alle inneren Organe werden stimuliert im Sinne einer höheren Hormonproduktion. Angeregt wird vor allem aber auch die vermehrte Produktion der roten Blutkörperchen, welche die Funktion des Sauerstofftransportes zu den Zellen haben.

Um den maximalen therapeutischen Effekt zu erreichen, sollten wir daher nach etwa 10 bis 15 Minuten ins Freie gehen (wenn dies nicht möglich ist, zumindest zum offenen Fenster) und tief einatmen. Zu empfehlen ist eine leichte Abkühlung der Nackengegend. Durch den Temperaturwechsel ziehen sich die Gefäße wieder kurz zusammen. Wenn wir die Sauna wieder betreten, erweitern sie sich wieder nach einiger Zeit usw.
Am effektivsten ist die Saunatherapie mit frischen Kräutern. Je nach Rat des Therapeuten werden frische Kräuter auf einen Ziegelstein gelegt, auf den Rand des Saunaofens oder auf ein Drahtgeflecht über den Steinen. Die Hitze lässt die ätherischen Öle der frischen Kräuter verdampfen. Ich empfehle dabei tiefes Einatmen durch die Nase und Ausatmen durch den Mund. Dann wird Wasser, das am besten auch mit den gleichen Kräutern angereichert sein sollte, über die Kräuter gegossen.
Wenn die Hitze zu groß wird, hilft es, beim Einatmen die Hände vor die Nase zu halten. So können wir tief einatmen, ohne die Schleimhäute zu reizen.

Bei einem Aufguss steigt durch die Erhöhung der Luftfeuchtigkeit subjektiv das Empfinden der Temperatur schlagartig an. Objektiv gesehen kühlt sich die Temperatur ab. Durch dieses Paradoxon schließen sich unsere Gefäße ein wenig, um sich nach einiger Zeit der Anpassung wieder weit zu öffnen. Die roten Blutkörperchen

nehmen den Sauerstoff, den wir getankt haben, auf und stimulieren unser körpereigenes Immunsystem. Da hierbei viel Sauerstoff verbraucht wird, ist es wichtig, vor jedem Aufguss Sauerstoff zu tanken.
Wenn wir etwa 5 Minuten tief durch die Nase ein- und ausatmen erzielen wir den zusätzlichen Effekt, dass Bakterien und Viren, die in unseren Schleimhäuten nisten (insbesondere Schnupfenbakterien), bei über 80°C (die meisten zumindest) getötet werden.

Nach dem Saunaaufguss sollen immer Wasseranwendungen erfolgen. Springen Sie aber bitte nicht in ein Tauchbecken, das erachte ich in den meisten Fällen als äußerst schädlich, sondern nehmen Sie eine Handbrause und duschen Sie nach Kneippscher Art immer zum Herzen hin, vom rechten Fuß über die Wade zur Kniekehle, den rechten Oberschenkel entlang hinauf zur rechten Körperseite und zum rechten Arm. Dann Wechsel zur linken Seite - linker Fuß, linkes Bein, linker Arm. Danach Becken, Rücken, Nacken, Hinterhaupt, Stirn, zum Schluss die Brust. Erneut geschieht in unserem Körper folgendes Phänomen:
Die Gefäße ziehen sich durch den Kälteschock zuerst zusammen, wir atmen tief ein und aus, dann weiten sie sich, die roten Blutkörperchen nehmen den Sauerstoff, den wir einatmen, begierig auf. Zusätzlich entstehen durch den Kälteschock und die Berieselung Endorphine, die von den Schläfen abwärts durch den gesamten Körper eilen, schmerzende Stellen heilen und die körpereigenen Reparatursysteme in Gang setzen.
Zum Schluss duschen wir die Füße warm ab oder stecken sie in ein Becken mit warmem Wasser. Dann noch einmal mit kaltem Wasser begießen.
Nach dem Abtrocknen ölen wir uns mit Johanniskrautöl (Rotöl) am ganzen Körper ein oder lassen uns einölen. Das Johanniskrautöl hat speziell nach dem Saunagang oder Bad eine ähnliche Wirkung wie eine Lichttherapie. Die Produktion der B-Vitamine wird stimuliert, die hohe Konzentration von Vitamin E dringt, gefördert durch das Rutin (Wirkstoff im Johanniskraut), über die Haut in den gesamten Körper ein. Wir beschließen die therapeutische Sauna,

indem wir die Beine und Füße hochlagern und den gesamten Körper (wichtig: auch die Füße), außer den Kopf, mit einem leichten Tuch oder einer leichten Decke bedecken. Nach einer Ruhephase von 15 bis 20 Minuten trinken wir einen halben bis drei Viertel Liter Wasser mit ca. einem halben Teelöffel Bergsalz und einem Teelöffel Apfelessig versetzt.

Es gibt nur wenige Anwendungen, die in der Kürze der Zeit, dazu kostengünstig und angenehm unseren Stoffwechsel und unsere körpereigenen Regulationssysteme so stimulieren und gleichzeitig psychosomatisch so entspannend und energetisierend wirken wie die Saunatherapie.

Infrarot-Kabine

In jüngerer Zeit hat sich die Infrarot-Wärmekabine ebenfalls durchgesetzt, da sie auch mit weniger Aufwand eine ausreichende Durchwärmung des Körpers garantiert und vor allem nicht auf Starkstrom angewiesen ist (wie die Sauna). Die Infrarot-Kabine ist – im Gegensatz zur Sauna – täglich zu nutzen, eine Anschaffung für zu Hause ist durchaus lohnenswert und sie lässt sich sogar gut in das Badezimmer integrieren. Als Vorbereitung für eine Massage und vorbeugend bei rheumatischen Beschwerden ist sie ebenfalls empfehlenswert. Ein weiterer Vorteil gegenüber der Sauna ist, dass die Überwärmung des Körpers nicht über Umgebungshitze, sondern über (nicht sichtbares) Licht geschieht. Das Licht dringt bei niedrigerer Temperatur tiefer in das Bindegewebe ein und erreicht dadurch, dass Giftstoffe leichter und schneller von dort abtransportiert werden. Das Coaching der Gefäße, wie es durch den Aufguss in der Sauna erreicht wird und das damit verbundene thermische Paradoxon, ist durch die Infrarot-Kabine in dieser Qualität aber nicht gegeben.
Durch regelmäßige Anwendung von Sauna und/oder Infrarot-Kabine ergeben sich mittelbar wie unmittelbar heilende therapeutische Effekte bei folgenden Krankheitsbildern:

- Harmonisierung des Cholesterinspiegels (besser als mit jeder Pille möglich)

- Verbesserung der rheumatischen Beschwerden
- Verbesserung von Arthrose und Gicht durch Abbau von Harnsäure und Kalkoxalaten
- Stimulierung der körpereigenen DCA-Produktion
- Generelle Stimulierung des körpereigenen Immunsystems durch Verbesserung des Zellkreislaufes
- Durchblutung von Haut und Bindegewebe
- Stabilisierung des Kreislaufes
- Abtötung von Sporen und Bakterien auf Haut und Schleimhäuten durch die antibakterielle und antifungizidale Wirkung des Schweißes.

Die Wechselwirkung von Wasser und Kristallsalz

Das natürliche Kristallsalz enthält 84 kostbare Elemente! 84 Elemente, die auch der Planet Erde und ebenso unsere Körperflüssigkeiten enthalten. Unser Blut ist also, chemisch gesehen, nichts anderes als verändertes Meerwasser mit all seinen darin enthaltenen 84 natürlichen und wertvollen Elementen. Und jedes dieser 84 Elemente ist wichtig für die Gesunderhaltung des Körpers.

Industriell hergestelltes Salz wie Natriumchlorid besitzt nur zwei Elemente, das heißt, es ist unserer Gesundheit abträglich, da viele wichtige, mikrofeine Mineralbausteine fehlen.

Reines Kristallsalz dagegen, neben anderen Regionen auch im Himalaya abgebaut, ist ein hochwertiges Lebensmittel und tut uns gut. Es stimuliert in sehr wirksamer Weise die Selbstregulation unserer Zellen und bewirkt dadurch Wohlbefinden, denn es besitzt durch sein heterogenes Gemisch aus Mineralien und Spurenelementen eine hohe Schwingungsenergie, die alle körperlichen Vorgänge positiv beeinflusst.

- Kristallines Salz beinhaltet kosmische Energie. Die perfekten Geometrien des Kristalls sind Antennen in das Universum. Diese Meinung vertreten nun auch Wissenschaftler der Neuen Physik.
- Kristallines Salz beinhaltet Sonnenenergie, welche bei der Austrocknung der Urmeere und bei der Förderung aufgenommen wurde. Darüber hinaus ist das kristalline Salz fähig, weitere

Sonnenenergie bei geeigneter Lagerung aufzunehmen. Deshalb ist es zu empfehlen, das Salz bei Licht aufzubewahren und nicht im Schrank zu lagern.

- Kristallines Salz besitzt Erdenergie durch seine lange Lagerung in Kristallform, geschützt im Bauch der Erde. Kristallines Salz aus dem Himalaya ist mit 530 Millionen Jahren noch deutlich älter als Salz beispielsweise aus dem deutschen Berchtesgaden und Hallein bei Salzburg (ca. 210 Millionen Jahre). Echtes Himalaya-Salz hat daher am längsten Energie sammeln können und ist noch mehr gereift. Das gesamte Himalaya-Gebiet ist ein geologisch hoch energetischer Platz. Dies hat große Auswirkungen auf die Qualität des Salzes.

Kristallines Salz ist in der Lage, diese Energien dem Anwender zuzuführen sowie Wasser hochgradig zu strukturieren. Es bringt Wasser in eine höhere Ordnung, in eine höhere kristalline Phase, auch das körpereigene Wasser. Durch unsere unnatürliche Lebensweise mit Stress, falscher Ernährung und negativen Gedanken verliert unser Körperwasser zunehmend seine Ordnung und Struktur. Gleichzeitig werden Schlackenstoffe eingelagert. Im fortgeschrittenen Stadium werden auch das Gehirnwasser und die Rückenmarksflüssigkeit vom Strukturverlust getroffen.
Achten Sie daher auf einen reinen Körper und einen natürlich hohen Ordnungsgehalt des Körperwassers.
Kristallsalz war in früheren Zeiten als „Königssalz“ bekannt und nur dem Adel vorbehalten.
Das Salz ist als feines, weißes Kristallsalz mit leicht rosa Hauch erhältlich und als rosafarbene Salzbrocken zum Ansetzen von Sole, die man als richtige „Energiesuppe“ bezeichnen könnte. Solebäder sind bei Hauterkrankungen wie Neurodermitis, Akne oder Psoriasis und zur allgemeinen Immunstärkung sehr hilfreich. Bei Rheuma und Bronchitis sind auch Soleinhalation und eine Trinkkur empfehlenswert.

Herstellen von Kristallsalzsole:
Ein Glas mit Salzkristallen bis zum Rand mit gutem Quellwasser auffüllen (kein Mineralwasser). Nach ca. 2 Stunden ist eine ca. 26-prozentige gesättigte und gebrauchsfertige Solelösung entstanden. Diese Konzentration wird auch bei längerem Ansetzen nicht höher.
Das Glas kann immer wieder aufgefüllt werden, bis sich die Salzkristalle komplett aufgelöst haben. Die Sole kann jederzeit abgefüllt werden und ist unbegrenzt haltbar. (Nur im Glasgefäß aufbewahren!)

Das Solebad:
Beim Einsatz von Natursalz zur Solebadtherapie ist zu beachten, dass die Salzkristalle etwa 45 Minuten benötigen, um sich vollständig im Wasser aufzulösen. Das Kristallsalz bereits 25 Minuten vor dem Bad in etwas Wasser geben. Zudem ist zu beachten, dass keine Pflege- oder Reinigungsmittel wie Seife, Badeschaum oder dergleichen zugegeben werden dürfen. Auch nach dem Bad nicht duschen. Die Natursole auf der Haut trocknen lassen. Da Salz auch desinfizierend wirkt, können mehrere Personen nacheinander im gleichen Wasser baden.
Badetemperatur: 37 Grad Celsius. Badedauer: 15 bis 20 Minuten.

Ein Kissen mit Kristallsalz gefüllt kann auch bei schmerzhaften Gliederschmerzen als Auflage verwendet werden. Kissen im Backofen oder auf der Heizung (bitte keine Mikrowelle) auf ca. 50 bis 60 Grad erwärmen und auf die entsprechende Stelle 20 Minuten lang auflegen. Natursalz ist für seine Neutralisationskraft bekannt.

Achtes Gebot

Betrachte Deinen Darm als Trainingsfeld für Dein Immunsystem. Das Geheimnis der Darmflora

Verdauung und Ausscheidung, diese Funktionen des Darms sind wohl jedem bekannt, doch der Darm leistet noch viel mehr. Vielen Menschen ist völlig neu, dass sich in unserem Darm ein großer Teil, ja sogar der größte Teil unseres Immunsystems befindet. Eine große Zahl von Immunzellen befinden sich als körperfremde und für den Körper gefährliche infektiöse Stoffe, sogenannte Antigene, im Darm. Diese Antigene regen die verschiedenen weißen Blutkörperchen unseres Immunsystems dazu an, aktiv zu werden. Sie trainieren quasi die noch wichtigeren Immunzellen im Blut. Dabei handelt es sich um weiße Blutkörperchen wie Fresszellen, Makrophagen, T4-Helferzellen, Antikörper usw. Über diesen Weg werden eine ganze Reihe Erreger im Körper unschädlich gemacht.
Es ist durchaus sinnvoll, dass ein Teil des Immunsystems im Darm verankert ist. Hier werden schließlich Stoffe direkt in den Körper aufgenommen, einige davon dürfen auf keinen Fall ins Körperinnere gelangen. Sie müssen als ungeeignet oder sogar schädlich erkannt und vernichtet werden. Krankheitserreger, die über den Darm den Körper infizieren wollen, werden so davon abgehalten.
Der Darm bzw. sein spezielles Immunsystem befindet sich also im permanenten Ringen mit den Mikroben, die mit der Nahrung in den Darm gekommen sind und sich dort vermehren wollen. Mit anderen Erregern, die die Darmwand relativ gut abhalten kann, hat sich das Immunsystem arrangiert. Dazu zählt z.B. die Bakterie Escherichia coli, kurz E.coli genannt. Sie ist eine typische und zugleich die wohl bekannteste Darmbakterie. Sie ist zwar keineswegs unser häufigster Darmbewohner, aber sie ist wohl die bestuntersuchte Bakterie überhaupt. Die Wissenschaftler haben sie, nicht zuletzt weil sie sich leicht in Kultur züchten lässt, zu ihrem Lieblings-Versuchs- oder Modellorganismus erklärt. Obwohl E.coli in jedem menschlichen Darm anzutreffen ist, wäre er im wirklichen Körperinneren ein extrem gefährlicher Keim, der eine Blutvergif-

tung verursachen würde. Dies passiert beispielsweise bei Blinddarmdurchbrüchen, die unbehandelt fast immer zum Tod führen.

Generell scheint der Darm also ein wichtiges Trainingsfeld für unser Immunsystem darzustellen. Es setzt sich sozusagen aus der sicheren Distanz der Darmschleimhautsperre mit eingedrungenen oder darmeigenen Bakterien und anderen Krankheitserregern auseinander. Wenn allerdings z.B. durch Einnahme von Breitbandantibiotika die gesamte Darmflora abgetötet wird, so geht das Immunsystem aus seiner Alarmbereitschaft in eine Schlafstellung über. Vielleicht liegt der Grund hierfür in einer Unterforderung des Immunsystems. Da die Bakterien im Darm durch die Gabe des Breitbandantibiotikums stark geschädigt wurden, braucht das Immunsystem sich ja jetzt nicht mehr anzustrengen. Gelangen dann tatsächlich Erreger über andere Eingangspforten in unseren Körper hinein, so finden sie breite Angriffsflächen. Der Körper ist dann ganz besonders anfällig z.B. für Erkrankungen, die durch Viren ausgelöst werden (wie die Grippe), die das Antibiotikum nicht bekämpft. In diesem Fall kann der Krankheitsverlauf sogar durch das Antibiotikum verzögert werden, da der Körper sich gegen Erkrankungen wie die Grippe nur selber über das Immunsystem helfen kann.

Außerdem gibt es eine Reihe Präparate, die die Darmflora und das Immunsystem stärken, wenn die Darmflora so kaputt ist, dass man mit Ernährungsprogrammen allein nicht mehr auskommt. (z.B. Symbioflor, Hylak, Omniflor, Mutaflor, Paidoflor).
Diese Präparate müssen in der Regel kühl aufbewahrt werden und sind nur begrenzt haltbar. In der Apotheke sind sie ohne Rezept erhältlich. Es handelt sich hierbei entweder um lebensfähige Keime, die einen besonders günstigen Einfluss aus den Darm zeigen, oder es sind abgetötete Keime, die das Immunsystem insgesamt stärken und gleichzeitig einen normalisierenden Einfluss auf die Darmfunktion ausüben und zwar über die Darmflora. Diese spielt insbesondere in unserem Dickdarm eine enorm wichtige Rolle.

Die Darmflora - unsere Mitbewohner im Darm

Während im Dünndarm kaum Bakterien anzutreffen sind, ist der Dickdarm dicht mit Mikroorganismen besiedelt. Diese Bakterien verdauen und vergären die für uns unverwertbaren Nahrungsreste und gewinnen aus diesen ihre Energie. Die Stoffwechselaktivität der Darmbakterien ist übrigens für die Entstehung der Gase im Darm verantwortlich, der Mensch könnte allein keinen Pups produzieren. Unsere Darmflora lebt von den Stoffen, die wir Menschen nicht verwerten können, und das sind die Ballaststoffe. Wenn wir viele Ballaststoffe zu uns genommen haben, dann vermehren sich die nützlichen Darmbakterien besonders schnell und sorgen gemeinsam mit den Ballaststoffen für einen voluminösen Stuhl. Durch die dadurch bedingte prompte Verdauung werden schädliche Erreger und ihre Stoffwechselprodukte besonders schnell wieder ausgeschieden. Leider hat sich im Zuge der modernen Ernährung der Anteil der Ballaststoffe immer mehr reduziert. Während die Menschen im Ausgang des letzten Jahrhunderts ca. 100g Ballaststoffe pro Tag zu sich nahmen, sind es heute bestenfalls 10 - 15g.

Vermutlich hatten unsere Ahnen deshalb auch so viel weniger Verdauungsbeschwerden. Die Verstopfung ist eine Zivilisationskrankheit, in den armen Ländern auf unserer Welt leidet kaum jemand daran. Viele greifen dann unbesorgt zu den berüchtigten Abführmitteln. Die oftmals überflüssige Einnahme des Präparates führt zu einer fast vollständigen Darmentleerung. Danach braucht der Verdauungsapparat mindestens wieder drei Tage, bis sich genügend neuer Stuhl für einen Gang zur Toilette gebildet hat. Diese natürliche Zeitspanne wird leider oft als neue Verstopfung, die jetzt sogar trotz Abführmitteln eintritt, missdeutet, und deshalb werden weiterhin Präparate eingenommen. Die Folge davon: Der Darm verlernt seine natürlichen Reflexe. Aus einem völlig gesunden Menschen ist nun tatsächlich ein an Obstipation (Verstopfung) leidender Kranker geworden, der zudem von Abführmitteln abhängig ist. Also trauen Sie ihrem Körper zunächst einmal Einiges zu, und lassen Sie ihm seine individuellen Abläufe, auch wenn sie tatsächlich nur alle drei Tage zur Toilette können.

Ein Teil der Ballaststoffe wird im Dickdarm durch Darmbakterien zersetzt. Das ist ebenfalls ein wünschenswerter Effekt, weil sich die Darmbakterien dabei vermehren, was insgesamt eine verstärkte Aktivität zur Folge hat. Das Stuhlgewicht kann bis zur Hälfte aus Darmbakterien bestehen. Die Quellstoffe binden nicht nur Schadstoffe wie Schwermetalle und Pestizide aus der Nahrung, sondern auch Abbauprodukte, die im Darm selbst entstehen, Das kann die Entstehung von Dickdarmkrebs verhindern. Voluminöser und wasserhaltiger Stuhl fördert eine feuchtere Darmschleimhaut und somit ein besseres Gedeihen der Darmbakterien, die sich auf diese Weise verdoppeln und verdreifachen können. Der weichere Stuhl verhindert eine Hämorrhoidenbildung. Für eine regelmäßige Verdauung sind Ballaststoffe unabdingbar.

Die natürliche Darmflora

Bereits bei der Geburt nehmen wir Menschen über die Scheidenbakterien der Mutter den ersten Kontakt mit Mikroorganismen auf. Wird der Säugling dann ausschließlich über Muttermilch ernährt, so werden sich in seinem Darm fast nur sogenannte Bifidobakterien befinden. Diese Organismen haben ihren Namen erhalten, da sie sich zu Gabeln (lat. Bifidus = zweimal) verzweigen, das heißt ein y-förmiges Aussehen haben. Diese besondere Darmflora sorgt dafür, dass der Säugling nur goldgelbe, leicht säuerlich riechende Häufchen produziert. Kaum hat er das erste Mal Kuhmilch oder andere Speisen genossen, wird sich seine Säuglingsdarmflora verändern. Nach wenigen Wochen wird diese sich nicht mehr von der eines erwachsenen Menschen unterscheiden.
Übertriebene Hygiene verhindert einen Aufbau natürlicher Darmflora, deshalb sind kleine Erdreste an der Nahrung, z.B. bei ökologischen Gemüsen, gut für die Darmflora, vorausgesetzt die Produkte sind biologisch zertifiziert und ohne Schadstoffe.

Die optimale Darmflora

Typische Darmbewohner sind Milchsäurebakterien, Clostridien, Staphylococcen sowie der agile Proteus vulgaris. Insgesamt können wir bis zu 500 verschiedene Bakterienarten und -stämme in unserem Darm antreffen. Unter den guten Darmbewohnern befinden sich unzählige Arten, die in gegenseitiger Ergänzung den Darminhalt zu Kot aufbereiten. Einige verwerten die kompletten Ballaststoffe, z.B. die Hemizellulose, indem sie die Zuckerbausteine dieser Riesenmoleküle abspalten. Andere Mikroorganismen verwenden genau diese oder auch andere Zuckerbausteine als Nahrung. Die Milchsäurebakterien sind in der Lage, den Milchzucker aus der Milch in Milchsäure umzuwandeln. Sie machen die Milch sauer und entfalten in unserem Darm eine äußerst segensreiche Wirkung, da sie auch hier das Darmmilieu leicht ansäuern.

Eine ungünstige Darmflora hingegen, insbesondere wenn sie sich dauerhaft eingestellt hat, also chronisch wurde, kann zu Verdauungsstörungen (Blähungen und heftige Winde, Durchfall und Verstopfung im Wechsel) führen oder schlimmere Konsequenzen, die einer Immunschwäche, bis hin zu Darmentzündungen und Krebs nach sich ziehen.

Milchsäurebakterien

Zu den Milchsäurebakterien zählen die Lactobacillen, Bifidobakterien und bestimmte Streptococcen. Anders als sie y-förmigen Bifidobakterien zeigen die Lactobacillen eine Stäbchenform, und die Streptococcen haben ein kugelförmiges Aussehen, wobei immer mehrere Kugeln aneinander haften. Besonders die Lactobacillen sind in vielen Joghurts zu finden. Das Wort „Lacto" steht dabei für Milchzucker. Milchsäurebakterien finden sich in Sauermilchprodukten, und die gelten bereits seit jeher als gesund. Vermutlich haben schon die Menschen der Steinzeit gesäuerte Milchprodukte zu sich genommen. Für das Altertum und das Mittelalter ist die Milchverarbeitung bekannt. Offenbar hatte es sich schon damals herumgesprochen, dass Sauermilchprodukte nicht als verdorben anzusehen sind, sondern dass ein großer gesundheitlicher Vorteil aus diesen Produkten entsteht.

Eine lange Tradition haben Milchprodukte in Osteuropa, insbesondere in Bulgarien. Von dort haben uns auch die Rezepte für Joghurt und Kefir erreicht. Unter den Hirtenvölkern dort wäre eine Mahlzeit ohne die gesäuerten Milchprodukte kaum denkbar. Hierin liegt vermutlich auch ein Grund, warum viele der Menschen dort ein

geradezu biblisches Alter erreichen.
Die in den Sauermilchprodukten befindlichen Milchsäurebakterien unterstützen die Darmflora.

Härtetest im Magen

Bevor die Milchsäurebakterien nach der Joghurtmahlzeit in den Darm gelangen, müssen sie den Magen passieren. Hier befinden sich jedoch die aggressiven Verdauungsflüssigkeiten Salzsäure und Pepsin. Insbesondere die Salzsäure sorgt jedoch dafür, dass Mikroben aller Art abgetötet werden. Zwar sind Milchsäurebakterien, da sie selbst Säure, nämlich Milchsäure produzieren, gegenüber dem Säureangriff im Magen besonders widerstandsfähig, dennoch überleben viele dieser winzigen Nützliche die Magenpassage nicht.
Diesem Problem haben sich in letzter Zeit Praktiker und Mikrobiologen gewidmet. Sie haben in ihren Labors nach besonders widerstandsfähigen Milchsäurebakterien gesucht und sind fündig geworden. Natürlich hat sich die Industrie auf diese Bakterienstämme gestürzt. Sie preist nun mit großem Werbeaufwand Milchprodukte, insbesondere Joghurts mit sogenannten speziellen „rechtsdrehenden Lebendkulturen“ an. Aber das allein macht es auch nicht.

Ökologische Produkte fermentieren durch Milchsäureproduktion leichter. Damit verändern sie den Geschmack, sind aber nicht „verdorben“, sondern gut für die Darmflora.

Neuntes Gebot

Halte Deine Darmflora gesund durch eine DCA-freundliche Lebensweise nach den Forschungen von Prof. Dr. Bohuslav Vlček, dem „Einstein des Immunsystems".

DCA – Die Überlebensformel ist in unserem Körper

„Lasst Euch das Gehirn nicht von herrschenden Meinungen verkleistern!", erklärte der Entdecker des Penicillins A. Fleming seinen Studenten.

Nicht weniger bedeutend und revolutionär als die Entdeckung des wichtigsten Antibiotikums ist die Aufdeckung der bisher ungeahnten Rolle des körpereigenen Wirkstoffes DCA (Desoxycholsäure) für das Immunsystem durch Prof. Dr. Bohuslav Vlček von der Karls-Universität in Prag in den 80er Jahren. Seine Forschungsarbeit als Chefchemiker des Institutes für Strahlenhygiene in Prag betraf vor allem die abwehrstimulierende Wirkung der physiologischen Desoxycholsäure beim Menschen - und traf damit die Achillesferse der modernen Medizin: Anstieg von Zivilisationskrankheiten einschließlich Virosen und AIDS, trotz eifriger Medikation und immer neuer Arzneimittel.

Er fand heraus, dass es für diese Entwicklung eine revolutionär simple Erklärung gibt: Gerade weil unsere DCA durch zu viele Chemotherapeutika inklusive Aspirin gehemmt wird, breiten sich Virosen und Krebs immer mehr aus. Da sich aber mit der DCA, die gratis von unseren Darmbakterien geliefert wird, kein großes Geld verdienen lässt, wurde der tschechische Biochemiker zum „wissenschaftlichen Dissidenten". Beweist er doch in seinem Buch *DCA - Die Überlebens-Formel ist in unserem Körper*, dass der Erhalt der körpereigenen DCA der Schlüssel ist zur Vorbeugung gegen AIDS, Krebs und andere aktuelle Gesundheitsprobleme.

Ein glücklicher Zufall hat mir die Arbeiten von Dr. Bohuslav Vlček zugänglich gemacht: Animiert durch das in meinem Verlag erschienene Buch *Die Krebsmafia* von Christian Bachmann sandte er mir sein Manuskript.

In seiner Arbeit über die Wirkungsweise von Medikamenten und insbesondere über die Funktionsweise einer einfachen Säure, die wir alle im Darm haben und die offensichtlich ganz wesentlich verantwortlich ist für das Funktionieren unseres Immunsystems, schreibt er unter anderem Folgendes:

„Die heimtückischen Viren haben unser Immunsystem ausgetrickst"; „Die Afrikaner werden aussterben, weil sie mit HIV (Aids-Viren) stark verseucht sind". Das und ähnliches wird heute behauptet. „Es ist zweifelhaft, ob eine Impfung gegen Aids überhaupt funktionieren kann", befanden Wissenschaftler auf dem 3. Internationalen Aids-Kongress in Washington 1987. Pharmakologen versprechen seit 40 Jahren ein antivirales Chemotherapeutikum - aber es besteht keine Aussicht auf eines, das weniger gefährlich wäre als die Viren selbst. Kein Antibiotikum wirkt gegen Viren. Hat uns die Natur verlassen?
Keineswegs, wir haben die Natur verlassen. Wir versuchen sogar, sie zu bevormunden. Völker, die es nicht taten, leben sorglos mit ihren Aids-, Hepatitis-, Zeckenencephalitis- und anderen Viren, von denen einige nach neueren Forschungsergebnissen auch Krebs, Arteriosklerose, Diabetes und weitere „Zivilisationskrankheiten" initiieren. Das gleiche gilt auch für Tiere, z. B. für Affen, die an Aids nicht manifest erkranken, obwohl sie keine Medikamente nehmen und sogar „unhygienisch" leben. Und der Grund dafür? Sie unterdrücken auf keinerlei Weise ihre primäre Virusabwehr, das unspezifische Immunsystem. Der zivilisierte Mensch tut es, aus blindem Fortschrittsglauben. Ist er dann enttäuscht vom Ergebnis chemischer Manipulationen an seinem Körper, sucht er einen Ausweg in der allumfassenden „Rückkehr zur Natur". Sollen wir die Errungenschaften der Zivilisation aufgeben, um zu überleben?
Das ist überhaupt nicht notwendig, wenn man die Abwehrstrategie der Natur begreift und respektiert. Wenn die Natur zum Aufspüren und zur Befreiung des Organismus von Virusbefall und Krebszellen einen speziellen Immunmechanismus entwickelt hat, dürfen wir ihn nicht chemisch lähmen - nur deshalb, weil die Medizin unbedingt alles medikamentös behandeln will, ohne sich ernsthaft um die Lösung der Frage zu bemühen, wie die Natur die „Heilung ohne Nebenwirkung" arrangiert hat.

Verblüffend schnelle, sonst mit nichts erreichbare Heilungen viraler Entzündungen (Herpes und Ähnliches) wurden mit DCA registriert. Es ist eine sonderbare Situation. DCA ist seit 100 Jahren bekannt, man kennt ihre chemische Struktur, die einigen Hormonen ähnlich ist, ihren Spiegel im Blute Gesunder (und Mangel bei Krebskranken), ihre Bildung durch symbiotische Darmbakterien (die für eine erfolgreiche Immunabwehr gegen Infekte sowie Krebs „aus unbekannten" Gründen notwendig sind), ihre Zirkulation im Körper, sogar hormonähnliche Wirkungen - aber „offiziell" weiß man nicht, wozu sie im Körper ist. Wie gesagt, die Pharmaindustrie will natürlich nichts von einem Wirkstoff hören, mit dem sich jedermann ohne Rezept versorgen kann.

Was ist DCA?

Die Desoxycholsäure (DCA) ist eine sekundäre Gallensäure. Normal wird Gallensäure, die auch zur Fettverdauung notwendig ist, in der Leber direkt aus dem Steroid Cholesterin synthetisiert. Aus den primären Gallensäuren werden etwa 25 verschiedene sekundäre Gallensäuren aus Darmbakterien gebildet. Aus ihnen resorbiert der Darm im Wesentlichen jedoch nur eine sekundäre Gallensäure, die Desoxycholsäure. Ein Teil der DCA kommt zurück in die Leber, welche sie wie ihr eigenes Produkt behandelt. Ein anderer Teil der DCA gelangt in den systemischen Blutkreislauf.

Die DCA ist das einzige Produkt bakterieller Umwandlung von Gallensäuren, das der Körper effektiv aufnimmt, speichert und wie Vitamine bewirtschaftet. Daher wird sie auch als Immunvitamin bezeichnet. Die DCA hat auch hormonähnliche Wirkungen, besonders zur Stimulierung und Aktivierung der Makrophagen (Fresszellen). In der Regel führen die Immunzellen, insbesondere die Makrophagen im Immunsystem nur Routinearbeiten durch. Um Eindringlinge mit ihren Enzymen zu töten oder zu phagozytieren, das heißt Bakterien in sich aufzunehmen und unschädlich zu machen, müssen sie aktiviert werden. Problematisch aber ist, die Immunzellen zur optimalen Leistung zu bringen, ohne sie vom Entzündungsherd wegzulocken. Alle Wirkstoffe, die von außen zugeführt werden, aktivieren meist nur die Immunzellen im ganzen Körper, was ihre notwendige Konzentrierung im Herd verhindert. Eine gezielte Aktivierung im Herd ist lediglich mit der DCA zu erreichen.

Wie entsteht ein DCA-Mangel?

Die Darmbakterien, die DCA produzieren, können durch Antibiotika, Sulfonamide, aber auch durch viele Konservierungsmittel ernsthaft dezimiert werden. Auch Aspirin bzw. der Wirkstoff Acetylsalicylsäure und alle salicylsauren Derivate beeinflussen die DCA-Produktion negativ. Aspirin schaltet die Wirkung von DCA für etwa 3 Tage aus und blockiert die Abwehrmechanismen, die zur Heilung führen können. Ebenso kann Verstopfung die DCA-Selbstversorgung gefährden, da die Nachlieferung der Gallensalze nicht regelmäßig erfolgen kann. Durchfall oder die Einnahme von Abführmitteln führen zur Störung der DCA, da sie Kaliummangel verursachen können. Der stärkste Gegenspieler der DCA ist das Haupt-Corticoid Cortisol. Unser Körper produziert es bei Stress. Bei anhaltendem Stress wird die DCA von Cortisol verdrängt, was die Leistungsfähigkeit der Makrophagen einschränkt.
Auffallend ist der DCA-Mangel bei Krebskranken. Auch die Entstehung von rheumatischen Krankheiten und Autoimmunkrankheiten wird mit einem Mangel an DCA erklärt. Zu viel Alkohol gefährdet die Leber, deren intakte Funktion den DCA-Spiegel im Blut sichert.

Geschädigtes DCA-System:

Bei mangelnder DCA-Produktion und -zirkulation entsteht im Körper eine Immunschwäche gegen alle Krankheiten im Verteidigungssystem des unspezifischen Immunsystems.

Die Schwächung des DCA-Systems erfolgt meist durch
- Medikamente wie Antibiotika, Aspirin bzw. Acetylsalicylsäure, Kortikoide, Barbiturate oder Antiphlogistika
- dauerhaften Stress, Anspannung und emotionale Blockaden
- chemische Zusätze in Lebensmitteln, vor allem Konservierungsmittel und Süßstoffe.

Die Folge sind höhere Anfälligkeit für Akne, Herpes, Entzündungen, vegetative Verstimmungen, bestimmte Virosen, Krebs und AIDS.

Symptome des DCA-Mangels und Möglichkeiten seiner Behebung:

Stufe 1 - Behebbar durch natürliche Lebensweise: Ernährung, Bewegung, Wärme

1. Verstopfung, denn DCA normalisiert die Darmperistaltik (Verstopfung ist das erste und verbreitetste Symptom von DCA-Mangel)
2. Warzen und Akne (Empfindliche Anzeiger des geringsten chronischen DCA-Mangels oder Überschusses an kompetitiven Hormonen.)
3. Fieberhafte Erkältungen, die länger als einen Tag und eine Nacht dauern

Stufe 2 - Behebbar durch Substitutionstherapie: Einnahme von DCA, Ernährung, Bewegung, Wärme

4. Angina, Sinusitis, Paradontitis, schwierige Heilung kleiner Verletzungen etc.
5. Reizbarkeit und erschwertes Einschlafen (durch psychisch bedingten chronisch erhöhten Corticoidspiegel)
6. Herpes, Gürtelrose, Nervenentzündungen, bei HIV-Infizierten neurologische Symptome und opportunistische Infekte
7. Generalisierte Virosen bei Zusammenbruch der lokalen Immunabwehr

Stufe 3 - Komplexe Therapie erforderlich, u. a. mit DCA und kompletter Lebensumstellung in allen Bereichen

8. Bei anhaltendem DCA-Mangel:
   - Autoimmunkrankheiten und Rheuma (stufenweise abbaubar)
   - Krebs (von bösartigen in gutartigen transformierbar)
   - AIDS (wahrscheinlich bis Kaposi-Sarkom behandelbar)

Immunsuppression / Schwächung des Immunsystems mit geläufigen Pharmaka:
Folgende Medikamente sind wegen ihrer Interferenz mit dem DCA-System zu meiden oder mit starker Vorsicht zu genießen!

Antibiotika:
Formen:
Penicillin, Sulfonamide, Tetracyclin, Erythromycin, Neomycin etc.
Wirkung:
Vernichtung der Darmflora. Manche haben zudem eine immunsuppressive Wirkung, wie Chloramphenicol. Besonders gefährlich sind Depot-Präparate.
Tipp:
Nur dann nehmen, wenn die Krankheit nicht zum DCA-Spektrum gehört. Nach Therapie Darmflora aufbauen!

Steroidale Entzündungshemmer
Formen:
Corticoide, also Cortisol, Prednison etc.
Wirkung:
Kompetitive Hemmung der DCA-Wirkung auf die Makrophagen. Bereits ab einer Woche kommt es zur Abhängigkeit, d.h. abrupter Ausstieg nicht möglich, da sich physiologische Corticoidproduktion nur langsam wieder einstellt.
Tipp:
Meiden, da sie nicht heilen, sondern nur lindern können.

Antiphlogistika (Entzündungshemmer)
Formen:
Aspirin, Phenylbutazon, Thomapyrin und andere Acetylsalicylsäurepräparate
Wirkung:
Verhinderung der Herdansäuerung. Je nach Halbwertszeit beginnt DCA erst nach einem Tag bis zwei Wochen zu wirken. Aspirin schädigt zudem die Makrophagen und schaltet das unspezifische Immunsystem für volle drei Tage aus!

Tipp:
Unbedingt meiden! Besonders Aspirin!

Analgetika (Schmerzmittel) und Antipyretika (Fiebermittel)
Formen:
Salicylsäure-Derivate: ASS, Alka Seltzer, Dolomo, Eu-Med, Neuralgin, Togal, diverse Grippemittel. Von allen ist streng abzuraten.
Pyrazolon-Derivate: Phenazon. Wirken wie Antiphlogistika, deshalb nicht nehmen.
Anilin-Derivate: Paracetamol, Tylenol. Sind OK.
Naturstoffe: Morphin, Codein. In Maßen OK.
Wirkung:
Kompetition zu den Prostaglandinen.
Tipp:
Nur Paracetamol und Naturstoffe sind empfohlen, wobei die letzteren durch Lähmung des vegetativen Nervensystems zu Verstopfung führen können. Zentral wirkende Analgetika sind prinzipiell besser als lokal wirkende.

Hypnotika (Schlafmittel)
Formen:
V.a. Barbiturate
Wirkung:
Es wird eine Beeinflussung des DCA-Kreislaufes über eine veränderte Gallensäureausscheidung vermutet.
Tipp:
Meiden, da bei ausgeglichenem DCA-Haushalt und ebensolchem Gemüt Schlafprobleme nicht existieren.

Tranquilizer (Beruhigungsmittel)
Formen:
Diazepam (v.a. Valium)
Wirkung:
Zum einen führen sie zu Verstopfung durch Lähmung des vegetativen Nervensystems. Zum anderen verhindern sie wahrscheinlich

die Herdakkummulation der Makrophagen in der Entzündung. Und sie rufen starke Abhängigkeiten hervor!
Tipp:
Unbedingt meiden!

Lipidsenker (Blutfettsenker)
Formen:
Clofibrat-Gruppe, Neomycin
Wirkung:
Sie unterdrücken Serumproteine und die DCA-Produktion wird direkt beeinträchtigt.
Tipp:
Meiden!

Wie wird die DCA-Produktion gefördert?
DCA wird von Darmbakterien einer gesunden Darmflora hergestellt, zirkuliert im Blut und ist in allen Geweben zu finden. Der gesunde Mensch ist mit DCA durchtränkt.
Die beste „DCA-Dosierung" beruht darauf, schädliche Einflüsse auf die Darmflora und auf die Makrophagen, d. h. mehrere entbehrliche Pharmaka sowie einige Konservierungsmittel zu meiden und einige durchwegs angenehme Prinzipien der „natürlichen Lebensweise" von „Genieße Dich gesund" einzuhalten.
In vielen Fällen blockieren oft Schmerzmittel, Entzündungshemmer, Schlafmittel, Abführmittel, Lipidsenker usw. die Abwehrmechanismen des Körpers, die zur Heilung führen könnten. Die Ursache vieler Erkrankungen ist ein Versagen der Immunabwehr. Doch die Abwehrkräfte sind nicht defekt, sondern nur chemisch gehemmt. Wichtig ist auch die Optimierung der Abwehrmaßnahmen gegen äußere Substanzen, die wir täglich durch Nahrung, Atmung und Hautkontakt aufnehmen. Dazu gehören eine stabile Psyche, eine naturbelassene, vollwertige Ernährung und Bewegung an frischer Luft. So gibt es viele Möglichkeiten zur Förderung der DCA.
Uns obliegt es, das Programm der Natur zu respektieren. Entweder instinktiv wie die Tiere und Naturvölker oder bewusst, wie es sich für zivilisierte Menschen gehört. Im Vermeiden der DCA-

Hemmer können wir der „Natur in uns" vertrauen.
Und hier komme ich wieder auf die Philosophie Epikurs zurück. Leben Sie freudvoll, denn wer keinen Grund zum Lachen hat, der kann auch seinem Immunsystem keine Freude machen.

Heilwirkung der DCA

Die direkte Verabreichung von DCA heilt frische Infekte und Erkrankungen ihres Wirkungskreises mit der Geschwindigkeit von Vitaminen bei Avitaminosen (gravierender Vitaminmangel), d.h. meist innerhalb von 1-3 Tagen.
Mittelfristiges Ziel ist eine intakte körpereigene DCA-Produktion, was mit einer guten Immunität gleichzusetzen ist.

Tipps für den Erhalt oder die Rückgewinnung einer gesunden Darmflora:

- Keine Antibiotika, Konservierungsmittel und Süßstoffe konsumieren
- Hygiene im vernünftigen Maße
- Konventionelle Zahnpasten enthalten meist antibakterielle Tenside (v.a. Mundflora), deshalb meiden. Pasten aus Meersalz und Kräutergelen gibt es im Naturkostladen.
- Immunitätstraining durch Rohkost
- mäßig gewaschenes biologisches Obst und Gemüse
- Sex mit gesunden Menschen bzw. Safer Sex

Fast alle Bakterien in unserer Umwelt sind ungefährlich. Die wenigen bedenklichen werden in den allermeisten Fällen in unserem Magen und Darm erledigt.

Einige Anregungen für eine DCA-freundliche Ernährung:

Ob vegetarisch oder nicht, hat keinen Einfluss auf die DCA-Produktion. Bestimmte Gewürze wie Knoblauch, Senf, Chili selektieren unerwünschte Darmbakterien. Scharfstoffe regen zudem die Darmperistaltik und die Gallenproduktion an.
Fermentierte Nahrungsmittel wie Sauerkraut, Kombucha, Salzgurken, Brottrunk liefern „Wachstumsfaktoren" für die Bakterien unserer Darmflora. Die Darmflora kann auch durch Orotsäure, die

sich in Sauermilch, Kefir, Molke und im Sauerkrautsaft befindet, verbessert werden. Rohkost enthält Enzyme und andere durch Hitze zerstörbare Inhaltsstoffe, welche synthetische Bakterienprozesse unterstützen könnten. Sie ist ballaststoffreich, bietet also einen guten Nährboden. Da sie außerdem bakterienhaltig ist, erweitert sie die Darmflora. (Aber auch hier gilt: Die typgerechte Ernährung ist entscheidend für den Erfolg.)

Wichtig ist auch die Anregung von Leber und Galle. Bitterstoffe sind dafür sehr geeignet. Sie beschleunigen die Absonderung des Speichels und der Magen-Darm-Säfte und fördern damit auch die Leber- und Gallenfunktion. Sehr wirksam sind unsere Chutneys und die Cremes aus Magerquark. Wermut regelt den Gallenfluss und die Gallenbildung in der Leber. Ebenso förderlich wirken Schafgarbe und Pimpernelle sowie Bittertees wie Tausendgüldenkraut oder Berberitzenbeeren.

Durch ausreichendes Wassertrinken verhindern Sie jegliche Darmträgheit.

Zehntes Gebot

Lerne Deine Synergie-Bilanz aus Körper, Geist und Seele kennen sowie Deine Stärken und Schwächen. Ändere beharrlich, was machbar ist und nimm gelassen an, was Du nicht ändern kannst!

Meine subjektive empirische Entdeckung, dass Gesundheit ein komplexes, positives Synergiesystem darstellt, das als Ergebnis eine robuste, positive Bilanz hat, führte – mit Hilfe eines interdisziplinären Teams von Ärzten, Psychologen, Informatikern und einem Gehirnforscher – zur Entwicklung der Software „Synergie-Bilanz". Die Arbeiten zu diesem Thema begann ich bereits 1985 im österreichischen Bad Gastein im Therapiezentrum des Grand Hotels de l' Europe, das ich einrichtete. Die Software „Synergie-Bilanz" lag 1992 in einer ersten Fassung vor.

Sie war rechtzeitig fertig, um mit ihrer Hilfe zu entdecken, dass ich einen Darmkrebs im Frühstadium hatte. Das konsequente Abarbeiten der Synergiebilanz, d.h. das Verringern oder Vermeiden der negativen Faktoren in Umwelt, Arbeit, Beziehungen, Ernährung, Bewegung und das bewusste Stärken der positiven Faktoren in diesen Bereichen führte zu einer totalen Lebensumstellung, in weiterer Folge zur Übersiedelung nach Mecklenburg und zur Gründung des Ökohofes in Hof Retzow bei Plau am See. Es folgten viele Jahre eines integrierten, ganzheitlichen Lebens mit dem einzigen Zweck, meine geistige und körperliche Gesundheit wieder herzustellen und ein freudvolles Leben in den Mittelpunkt meiner Arbeit und meiner Entscheidungen zu stellen, indem ich mein Wissen nutzte, um anderen zu helfen und davon auch meine Existenz zu bestreiten.

Ernsthafte Erkrankungen und ganz besonders Krebserkrankungen sind in den meisten Fällen das Ergebnis einer über längeren Zeitraum labilen oder negativen Synergiebilanz eines Menschen, die durch die Anhäufung negativer endogener und exogener rationaler und irrationaler Faktoren die Selbstheilungskräfte des Menschen

(unspezifisches, körpereigenes Immunsystem) zum Erliegen gebracht hat.
Nach dem Chaosprinzip kann bei einer bereits seit längerer Zeit labilen oder schwach negativen Bilanz schon ein einziger weiterer negativer Faktor die Bilanz drastisch ins Negative kippen, ohne dass dies für den Menschen (auch nicht für den Arzt) erkennbar ist. Dieses negative Synergie-Syndrom löst vermutlich das maligne (bösartige) Zellwachstum aus. Dieses kann z. B. durch eine Grippe ebenso ausgelöst werden wie durch einen psychischen Schock, eine große Konzentration freier Radikale (durch Umweltfaktoren), schlechte Ernährung oder durch Medikamente.

Die Entwicklung der persönlichen Synergiebilanz und das Abkippen zum „negativen Synergie-Syndrom" ist bei jedem Menschen anders und hat ganz persönliche Ursachen. Jeder hat seine eigene „Syndrom-Geschichte", die bereits mit der Zeugung und den Erbanlagen beginnt.

Deshalb ist das rechtzeitige Erkennen und Umkehren des negativen Trends der Synergiebilanz und damit auch der Wiederaufbau des Immunsystems nach den klassischen Methoden eines auf undifferenzierte Gleichschaltung ausgerichteten Gesundheitswesens bisher nicht möglich gewesen. Dies wird durch die Synergie-Technik nunmehr auf einfache Weise möglich.
Jeder Karzinom-Fall für sich ist ein Problem mit großer Komplexität. Durch neue Lebens- und Arbeitsformen unserer Informationsgesellschaft kamen und kommen immer weitere komplexe Felder hinzu, die zu einer Überforderung unseres Gehirns und unserer Wahrnehmungsfähigkeit führen, nicht nur bei den Menschen im allgemeinen, sondern auch und besonders bei den Ärzten, den „Managern der Krankheit" (statt der Gesundheit), die selten eine interdisziplinäre Schulung und Denkweise haben.
Es wird vermutet, dass das Gehirn ab einem bestimmten negativen Prozentsatz der individuellen Synergiebilanz, die das Gehirn laufend erstellt, den Befehl zum bösartigen Zellwachstum gibt. Und zwar immer dann, wenn die vom Gehirn über einen längeren Zeit-

raum ohnehin als schwach negativ oder labil registrierte Synergiebilanz eindeutig ins Negative kippt. Dieser Befehl zum Beenden eines nach offensichtlich rein ökologischer Wertung des Gehirns permanent negativen Zustands und im psychosomatischen Sinne „freudlosen Lebens“ wird vermutlich bereits zu einem sehr frühen Zeitpunkt im Computer Gehirn genetisch einprogrammiert, der individuelle Prozentsatz innerhalb einer bestimmten „genetischen Bandbreite“ auch. (Dies erklärt, warum auch Kleinkinder an Krebs sterben können.)

Die Formel für die Erstellung einer Synergie-Bilanz

Erstelle eine Checkliste über alles, was Dein Leben ausmacht.

Die Checkliste umfasst folgende Gruppen von Fakten innerhalb des Rasters:

A. Rationale Faktoren

- Genetische Faktoren
  z. B. Krebserkrankungen in der Familie, Kinderkrankheiten etc.
- Soziologische/demoskopische Faktoren
  Alter, Geschlecht, Schulbildung, sozialer Stand der Eltern, Alter der Eltern etc.
- Biologische Faktoren
  z. B. Blutwerte, Blutgruppen-Bewertung nach Dr. Peter J. D‘Adamo, Urin, Exkremente etc.
- Life Style-Faktoren
  u.a. Ernährung, Sport (Bewegungsverhalten), Alkohol, Drogen, Nikotin, Hobbys, Interessen
- Umweltfaktoren
  Wohnwelt, Arbeitswelt
- Berufliche Faktoren
  Einkommen, sozialer Stand, Beruf, Reisetätigkeit (km per anno), Beschäftigungsverhältnis

B. Irrationale Faktoren

- Beziehungsfaktoren
  Prägungen, Kind-Eltern-Beziehung
  Partnerbeziehung, sexuelle Beziehung etc.
- Persönlichkeitsfaktoren
  Extrovertiert, introvertiert, Krisen, Toleranzverhalten
  Fähigkeit zur Freude/Begeisterung, Typologie (z.B. nach ayurved. Kriterien)
- Irrationale Stressfaktoren
  z.B. Beruf, Identifikationsprobleme, Beziehung
- Andere irrationale Faktoren
  Ängste, Phobien, Träume

Werten Sie bei jedem Faktor, ob er positiv oder negativ ist. Bewerten Sie – ohne lange zu überlegen – die Gewichtung auf der Skala 1-5 (1 ist unbedeutend, 5 ist sehr bedeutend) und ziehen Sie eine vorläufige Bilanz.

Die Synergiebilanz lässt Sie erkennen, wie sehr rationale Faktoren wie z. B. Blutwerte, Bluthochdruck, Schmerzen, Verdauung, Wohlgefühl etc. vom irrationalen Geschehen abhängig sind und umgekehrt. Sie wird Ihnen oder Ihrem Therapeuten erlauben, die Therapien zur Stärkung des komplexen Immunsystems und für eine Behandlung individuell und gezielt einzusetzen.

Nehmen wir an, Sie sind noch nicht krank, aber Sie fühlen sich öfters schlapp, gereizt und müde, Sie haben keine rechte Lebensfreude und Ihre sexuelle Vitalität ist auf dem Nullpunkt. Dies alles sind Vorzeichen für eine große Gefährdung und es ist Zeit, etwas zu tun.

Beginnen Sie mit einer persönlichen Bestandsaufnahme (Checkliste Synergiebilanz), stellen Sie Ihr persönliches Synergiepotential fest. Hier geht es vor allem darum, aus den Ergebnissen der Bestandsaufnahme und der Risikoanalyse die Optionen für die persönliche Strategie für Ihr Gesundheitsmanagement, für Ihre Lebensfreude

und damit verbunden für den Erfolg in den persönlichen Beziehungen, in der Familie, im Beruf, in der Gesellschaft (oder was immer Ihre persönlichen Ziele sind) aufzuzeigen. Wesentlich ist, unter Berücksichtigung der jeweils schlechtesten und besten Umstände einen positiven Synergiestatus (über 50 % !) zu erreichen und ein negatives Synergiesyndrom absolut, auch unter den schlechtesten Umständen, zu vermeiden.
Lernen Sie, sich selbst anzunehmen in allen Dingen, die wirklich Freude bringen. Es gibt viele Gewohnheiten, Verhaltensweisen und Zustände, die völlig unnötig, weil nicht wesentlich sind, und die dazu beitragen, Lebensfreude und Gesundheit zu zerstören. Die Feststellung des Synergiepotentials kann helfen, diese ausschalten. Es gibt aber genauso viele unabänderliche Wünsche, Verhaltensweisen und Triebe, die Ihr wesentliches Dasein und Sosein darstellen. Sie müssen lernen, sich so, wie Sie letztlich dastehen in Ihrer Grundstruktur, selbst anzunehmen und zu akzeptieren - nein mehr - sich so zu lieben. Nur wer sich selbst liebt, kann Liebe weitergeben. Nur wer sich selbst freut an seinem Dasein und Sosein, kann Freude übertragen.
Nachdem Sie sich Ihrer Stärken und Schwächen gewahr sind, überlegen Sie, welche negativen Punkte Sie verringern und wie Sie Ihre Stärken noch mehr ausprägen können. Die Planung der regelmäßigen Vorsorge oder des Therapieplanes ist der nächste Schritt.

Dazu gehört vorrangig ein bewussteres tägliches Leben, eine individuelle Psychostrategie und ein Ernährungs-, Bewegungs- und Sportplan, der auf die jeweilige Persönlichkeit und ihre Probleme abgestimmt ist.

Die Formel für die Erstellung der Synergien

Nach der einfachen, ersten Bilanz kann man mit einer Formel auch die Synergien zwischen den Faktoren errechnen und damit sichtbar machen.

Es werden alle rationalen und irrationalen Faktoren des Patienten vom Patienten selbst auf der Skala 1 bis 5 subjektiv bewertet und vom Therapeuten eingebucht. Durch einen Chaosgenerator werden alle Faktoren auf Basis der Formel

Summe aller positiven rationalen Fakten
plus
Summe aller positiven irrationalen Fakten x 2
minus
Summe aller rationalen negativen Faktoren
plus
Summe aller negativen irrationalen Fakten x 2
plus/minus
Zwischenergebnis x 2
= Endergebnis in Prozent zur Summe aller Fakten

miteinander in Beziehung gebracht und der errechnete Mittelwert aus verschiedenen Optionen der Bewertung ist nahezu objektiv. Natürlich gibt es eine Software, die Sie sich auch besorgen können, welche die Rechenarbeit für Sie bzw. für Ihren Therapeuten erledigt. Es kann vor allem durch einen lizenzierten ÖkoWellness-Therapeuten oder -Coach, der auf das System geschult ist gemeinsam mit dem Patienten oder auch von diesem allein „in Heimarbeit“ oder mit Hilfe eines Psychologen und anderer Spezialisten geprüft werden, welche rationalen und insbesondere irrationalen Faktoren durch den Patienten selbst verändert werden können, d.h. welche negativen Faktoren minimiert oder welche positiven Faktoren vermehrt werden können, um die Bilanz eindeutig in den positiven Bereich zu bringen.
So wird das Problem der Komplexität, das mit dem Zustand Gesundheit verbunden ist und auch bei jedem anders abläuft, zu einem Prozess, den jeder auch weitgehend für sich selbst managen kann.

Auf Basis der im Buch erläuterten 10 Gebote wird es Ihnen ein Vergnügen sein, lange und gesund sowie vital und freudvoll zu leben.

Was wir alles schlucken ohne es zu wissen

Zusatzstoffe in Lebensmitteln und was sich hinter den E-Nummern verbirgt

Wenn wir verpackte Lebensmittel kaufen, lesen wir auf der Hülle alle möglichen Angaben wie Brennwerte oder Inhaltsstoffe. Zusatzstoffe in Lebensmitteln werden in einem internationalen Code aufgeführt, den sogenannten E- Nummern.

„E“ stand ursprünglich für Europa und gibt an, dass ein bestimmter Zusatzstoff die Tests des Scientific Committee for Food (SCF) durchlaufen hat. Das SCF wurde 1974 von der Europäischen Kommission ins Leben gerufen.

Zusatzstoffe in Lebensmitteln sind oft bedenklich. Es gilt, auf der Hut zu sein in einer von Geschmack und Trend bestimmten Lebensmittelindustrie sowie Wissen und Sinne für das, was man isst, zu sensibilisieren.

Hier finden Sie eine Dokumentation der einzelnen Stoffe. Sollten einige E-Nummern als unbedenklich für die Gesundheit eingestuft worden sein (+), können sie bei besonders empfindlichen Menschen dennoch Nebenwirkungen auslösen. Dies kann besonders im Zusammenwirken mit Medikamenten der Fall sein.

Darauf haben wir neben den betreffenden E-Nummern nochmals hingewiesen.

Legende

+ = Gesundheitliche Bedenken bestehen nicht.

- = Gegen diesen Stoff bestehen begründete Zweifel oder es ist eine abschließende Bewertung von Gesundheitsrisiken nicht möglich.

- - = Die Zulassung dieses Stoffes sollte wegen gesundheitlicher Bedenken widerrufen, zumindest aber eingeschränkt werden.

a = Stoff kann bei empfindlichen Menschen wie z.B. Asthmatikern Allergien auslösen.

b = In einigen Ländern verboten

c = Verdächtig; Wirkung an Menschen nicht abschließend

geklärt; im Tierversuch verschiedenste Nebenwirkungen

d = Eine neuere Studie wies hormonelle Effekte nach, die eine Förderung von Brustkrebs befürchten lassen.

e = Beschränkte Zulassung

f = Beeinträchtigung der Verdauungsenzyme

h = Der eigentliche Farbstoff enthält nach Angaben des Lebensmittelausschusses der EU „etwa 20% eines nicht identifizierten Zusatzfarbstoffes". Ein kleiner Teil dessen lagert sich in Nieren und Lymphgefäßen ab.

i = Blockiert die Funktion zahlreicher Enzyme

j = Resistenzentwicklung bei Krankheitskeimen

m = Migräne (vor allem von Menschen mit Neigung zu Kopfschmerzen und Migräne zu meiden)

v = Beeinträchtigt die Verdauung (verdauungsfördernd)

Farbstoffe

100 Kurkumin +
101 Lactoflavin +
101a Riboflavin-5-Phosphat +
102 Tartrazin - - a
104 Chinolingelb - b c
110 Gelborange S + a
120 Cochenille +
122 Azorubin - a c
123 Amaranth - a c
124 Cochenillerot A+ a c
127 Erythrosin - a c d e
128 Rot 2 G - a e
129 Allurarot – c

Bei den beiden folgenden künstlichen Farbstoffen hat sich der Krebsverdacht als gegenstandslos erwiesen. **E 131** gilt heute als relativ harmlos. **E 132** kann die Wirksamkeit der Verdauungsenzyme beeinträchtigen.

131 Patentblau V + a
132 Indigotin I + a f

133 Brillantblau FCF + a
140 Chlorophylle, Chlorphylline +
141 Kupferkomplexe der Chlorophylle +
142 Grim S + a

150 Zuckerkulör +
151 Brillantschwarz BN +a f
153 Pflanzenkohle +
154 Braun FK - a c e
155 Braun HAT - a h
160a Carotin +
160b Annatto,Bixin,Norbixin+
160c Capsanthin, Capsorubin+
160d Lycopin +
160e Apo-8-Carotinal +
160f Apo-8-Carotinsäure-ethylester +
161b Lutein +

Der folgende Stoff **E 161g** kommt als natürlicher Stoff in Pfifferlingen und Krabben vor. Synthetisch hergestellt wird er zum Färben gewöhnlicher Forellen zur Lachsforelle eingesetzt. Als Fischfutter ist er jedoch verboten. Canthaxanthin ist das einzige Carotinoid, das vom Körper nicht in Vitamin A umgewandelt wird. In Bräunungspillen musste es wegen auftretender Augenprobleme (Goldflitterphänomen) verboten werden. Die WHO befürchtet Leberschäden.
161g Canthaxanthin - -

162 Beetenrot, Betanin +
163 Anthocyane +
170 Calciumcarbonat +
171 Titandioxid -
172 Eisenoxid,Eisenhydroxid+
173 Aluminium +
174 Silber - c i
175 Gold +

Litholrubin **E 180** ist ein Azofarbstoff. Er kann neben verschiedensten Nebenwirkungen auch Allergien auslösen.
Nur für Käserinde, Lippenstifte und Make up zugelassen.
180 Litholrubin - - a e

Konservierungsstoffe

Sorbinsäure und ihre Salze (Sorbate) können den Eigengeschmack des Lebensmittels beeinträchtigen.
200 Sorbinsaure +
202 Kaliumsorbat +
203 Calciumsorbat +
Die Benzoesäure und ihre Salze (Benzoate) sind ein natürlicher Bestandteil vieler Lebensmittel wie Milchprodukte, Obst oder Ho-

nig. Selbst bei konservierenden Dosierungen kommt es zu Nebenwirkungen. Vorkommen in Hunde- und Katzenfutter. Für Katzen können 5 Promille bereits tödlich sein. Beim Menschen lösen **E 210** und **213** häufig Allergien aus. In Gegenwart von Ascorbinsäure (E 300) entsteht aus Benzoesäure Benzol.

210 Benzoesäure - | **211 Natriumbenzoat - -**
212 Kaliumbenzoat - - | **213 Calciumbenzoat - -**

PHB-Ester lösen relativ häufig Allergien aus. Sie wirken gefäßerweiternd und werden als Betäubungsmittel für Frösche bei Laborversuchen verwendet. Ihre krampflösende Wirkung übertrifft die von **E 211** um mehr als das Hundertfache. Über andere Zutaten wie Enzyme werden sie ohne Deklaration in geringer Menge in viele Lebensmittel eingeschleppt.

214 Para-Hydroxybenzoesäure (PHB)-Ethylester - -
215 PHB-Ethylester, Natriumsalz - -
216 PHB-Propylester - -
217 PHB-Propylester, Natriumsalz - -
218 PHB-Methylester - -
219 PHB-Methylester, Natriumsalz - -

Schwefeldioxid und Sulfite dienen nicht nur der Konservierung, sondern sind zugleich Antioxidantien. Wein wird seit Jahrtausenden geschwefelt, um Fehlgärungen und Trübungen zu verhindern. Im Lebensmittel zersetzt Sulfit Vitamin B I. Es kann bei empfindlichen Menschen Kopfschmerzen, Übelkeit oder Asthmaanfälle hervorrufen. Todesfälle durch anaphylaktische (durch allergische Reaktionen ausgelöste) Schocks sind bekannt.

220 Schwefeldioxid - -
221 Natriumsulfit - -
222 Natriumhydrogensulfit - -
223 Natriummetabisulfit - -
224 Kaliummetabisulfit - -
226 Calciumdisulfit - -
227 Calciumbisulfit - -
228 Kaliumbisulfit - -

Pilztötende Pestizide für Zitrusfrüchte förderten im Tierversuch Blasenkrebs. Vor allem die Kombination von **E 232** mit **E 233**.
E 230 verursachte in den Herstellerwerken Todesfälle.
Beim Schälen überträgt man mit den Fingern einen Teil des Zu-

satzes auf das Fruchtfleisch. Gelegentlich sind die Einwickelpapierchen der Früchte mit diesen Mitteln imprägniert. Es ist ratsam, Kinder mit den Papierchen nicht spielen zu lassen.

230 Biphenyl - -
231 Orthophenylphenol - -
232 Natrium-Orthophenylphenol - -
233 Thiabendazol - - c
234 Nisin + e
235 Natamycin - e j
236 Ameisensäure +
239 Hexamethylentetramin - - c e
242 Dimethyldicarbonat –

Nitrate und Nitrite belasten durch Überdüngung vor allem Trinkwasser und Gemüse. Im Körper können Nitrate in Nitrite umgewandelt werden. In der Folge kann das Nitrit in Magen und Darm zu krebserregenden Nitrosaminen reagieren. Sie blockieren deren Sauerstoff-Transport im Blut, so dass es bei Kleinkindern zu Blausucht kommen kann. Nitrithaltiges Wasser ist deshalb bei Kleinkindern absolut zu vermeiden. Zu empfehlen sind Wasserfilter mit Umkehrosmose-System, zumindest aber Kohlenstofffilter.

249 Kaliumnitrit -
250 Natriumnitrit -
251 Natriumnitrat - -
252 Kaliumnitrat - -

280 Propionsäure - c e
281 Natriumpropionat - c e
282 Calciumpropionat - c e
283 Kaliumpropionat - c e

Borate **E 284, E 285** gelten als sich im Körper anreichernde Gifte, für die kein Gegenmittel bekannt ist.

284 Borsäure - - e
285 Borax - - e

290 Kohlenstoffdioxid +
296 Äpfelsäure +
297 Fumarsäure +

Zusatzstoffe

Hinter den E-Nummern **300** bis **466** verbergen sich manchmal auch tückische Zusatzstoffe.

Antioxidantien

300 L – Ascorbinsäure +

Salze der Ascorbinsäure (Ascorbate):
E 301 fördert im Gegensatz zu Vitamin C experimentell erzeugten Blasenkrebs. Deklariert werden Ascorbate mit „Ascorbinsäure".

301 Natrium-L-Ascorbat – c
302 Calcium-L-Ascorbat +c

304 Ascorbylpalmitat und -stearat + c
306 Tocopherole +
307 Alpha-Tocopherol +
308 Gamma-Tocopherol +
309 Delta-Tocopherol +

Propylgallat führt bei Säuglingen zu Blausucht. Gallate sind typische Allergene.

310 Propylgallat - - c
311 Octylgallat - - c
312 Dodecylgallat - - c

Isoascorbinsäure und ihre Salze sind chemisch mit der Ascorbinsäure, also dem Vitamin C, fast identisch. Jedoch fehlt ihnen die Vitaminwirksamkeit, sie können die Aufnahme von natürlichem Vitamin C sogar behindern.

315 Isoascorbinsäure – a
316 Natrium-Isoascorbat–a

BHA und BHT sind synthetische Stoffe. Sie wirken gleichzeitig konservierend. Bei der Erhitzung zersetzen sich beide Stoffe in Metabolite, deren Auswirkungen bisher unbekannt sind.

320 Butylhydroxyanisol (BHA) – a c
321 Butylhydroxytoluol (BHT) – a c

Säuerungsmittel

Diese Kategorie überschneidet sich in vielen Fällen mit den Antioxidations- und Konservierungsmitteln. Essig(säure) wird z. B. sowohl zum Säuern als auch zum Einlegen (Konservieren) von Gemüse verwendet. So wurden einige Stoffe, die gleichzeitig konservierende Funktion haben, bereits aufgeführt. Hier eine Ergänzung:

260 Essigsäure + **261 Kaliumacetat +**
262 Natriumdiacetat + **263 Calciumacetat +**

Bei der Milch- und Apfelsäure gibt es zwei verschiedene Arten: jeweils eine L- und eine D-Form. Während die L-Form eine natürliche Form ist, ist die D-Form synthetisch. Das Lebensmittelrecht erlaubt beide Formen. Kleinkindern fehlt jedoch die Fähigkeit zum Abbau der D-Milchsäure. Deshalb muss Babynahrung einen Warnhinweis tragen, falls sie D-Milchsäure enthält. Für Erwachsene ist sie unbedenklich.

296 Apfelsäure + **270 Milchsäure +**

322 Lecithin + a m **325 Natriumlactat +**
326 Kaliumlactat + **327 Calciumlactat +**

Durch Fermentierung aus Abfällen der Zuckerindustrie und gentechnische Fermentierung gewonnen, hat die Zitronensäure nichts mehr mit der Zitrone zu tun. Da sie auf einem Schimmelpilz gezüchtet wird, kann sie Candida-Erkrankungen (Pilzkrankheiten) beeinflussen. Rat: synthetische Säuren durch natürliche Fruchtsäuren ersetzen.

330 Zitronensäure + **331 Natriumcitrat +**
332 Kaliumcitrat + **333 Calciumtitrat +**

Weinsäure kann die Aufnahme von Calcium behindern. Ihre Salze (Tartrate) wirken abführend. Im Gegensatz zu Apfelsäure (E 296) ist Weinsäure nur in der unproblematischen L-Form erlaubt.

334 Weinsäure + **335 Natriumtartrat +**
336 Kaliumtartrat + **337 Natrium-Kaliumtartrat+**

Phosphatverbindungen gelten von Amts wegen als völlig harmlos, sind jedoch die umstrittensten Zusatzstoffe. **E 341** hat sich z. B. bereits in niedriger Konzentration als Schädlingsbekämpfungsmittel bewährt. Phosphate können in höheren Dosen die Aufnahme von Calcium, Magnesium und Eisen behindern. Sie stehen im Verdacht, bei regelmäßigem Konsum (Colagetränke, Schmelzkäse) Osteoporose zu fördern.

338 Orthophosphorsäure + a c
339 Natrium-Orthophosphate + a c
340 Kalium-Orthophosphate + a c
341 Calcium-Orthophosphate + a c

Malate sind Salze der Apfelsäure, welche zwar in vielen Früchten natürlich vorkommen, jedoch als Zusatzstoff synthetisch hergestellt werden.

350 Natriummalat +
351 Kaliummalat +
352 Calciummalat +

Wie E 334 – 337 (s.o.):

353 Metaweinsäure +
354 Calciumtartrat +
355 Adipinsäure +
356 Natriumadipat +
357 Kaliumadipat +
363 Bernsteinsäure +
385 Calcium-Dinatrium-ETDA -

Gelier-, Verdickungs- und Feuchthaltemittel

Alginsäure und ihre Salze können die Aufnahme von Mineralstoffen behindern. Verwendung in Light-Fetten, Trinkjoghurts und Mayonnaisen, um ein fülligeres Mundgefühl zu erzeugen.

400 Alginsäure + c
401 Natriumalginat + c
402 Kaliumalginat + c
403 Ammoniumalginat + c
404 Calciumalginat + c
405 Propylenglycolalginat + c

Agar-Agar wird aus Rotalgen gewonnen. Er ist ein Ballaststoff, der verdauungsfördernd und in höherer Dosis abführend wirkt.

406 Agar-Agar + v
407 Carragen + c

Johannisbrotkernmehl senkt den Cholesterinspiegel und kann die Eiweißausnutzung etwas verringern.

410 Johannisbrotkernmehl +

Guarkernmehl beeinträchtigt die Verdauung, verändert die Darmflora und fördert Blähungen. Früher in höherer Dosis als Abnehmhilfe verordnet. Heute als riskantes Schlankheitsmittel eingestuft. Da es als Zusatzstoff nur in geringen Mengen (max. 2%) vorkommt, wird es als harmlos angesehen.
412 Guarkernmehl – v

Die Weltgesundheitsorganisation (WHO) geht davon aus, dass Traganth ein massives Allergen ist und „extrem schwere Reaktionen“ auslösen kann.
413 Traganth – a v

414 Gummi arabicum + a v
415 Xanthan + a
416 Karayagummi + v
417 Tarakernmehl + v
418 Gellan +

Zuckeraustauschstoffe werden in Lebensmitteln für Diabetiker verwendet und können in hoher Dosis zu Durchfall und Blähungen führen.
420 Sorbit + v
421 Mannit + v

422 Glycerin +
425 Konjakmehl +

Die folgenden Stoffe sind gleichzeitig auch Emulgatoren:
440a Pektin +
440b amiditiertes Pektin +

Cellulose wird aus Holz, Sonnenblumenstängeln oder Baumwollabfällen (nicht aus Altpapier!) gewonnen. Dient z. B. als Fettersatzstoff oder zur Erhöhung der Schmelzbeständigkeit von Speiseeis. Methyl-Cellulose dient der Regulation von Volumen und Farbe von Backwaren bzw. zur Stabilisierung von Füllungen und Schäumen.
460 Cellulose + v
461 Methyl-Cellulose + v
463 Hydropropylcellulose + v
464 Hydropropylmethylcellulose + v
465 Methylethylcellulose + v
466 Carboxymethylcellulose (CMC) + v

Emulgatoren

Emulgatoren haben die Aufgabe, nicht mischbare Stoffe wie Wasser und Öl miteinander zu verbinden und zu stabilisieren.
E 470a, **E 470b** und **E 471** sind natürliche Emulgatoren, während **E 472a** bis **E 495** künstliche Emulgatoren sind.

470a Natrium-,Kalium- u. Calcium-salze der Speisefettsäuren+
470b Magnesium-Stearat +
471 Mono- und Diglyceride von Speisefettsäuren +
472a Mono- und Diglyceride von Speisefettsäuren verestert mit Essigsäure +
472b Mono- und Diglyceride von Speisefettsäuren verestert mit Milchsäure +
472c Mono- und Diglyceride von Speisefettsäuren verestert mit Zitronensäure +
472d Mono- und Diglyceride von Speisefettsäuren verestert mit Weinsäure +
472e Mono- und Diglyceride von Speisefettsäuren verestert mit Monoacetyl- und Diacetylweinsäure +
472f Mono- und Diglyceride von Speisefettsäuren verestert mit Essigsäure und Weinsäure +
473 Zuckerester von Speisefettsäuren +
474 Zuckerglyceride +
475 Polyglycerinester von Speisefettsäuren +

Dieser künstliche Emulgator ist nur für fettreduzierte und fettarme Aufstriche sowie Salatsaucen, Schokolade und Süßwaren zugelassen. Die empfohlene Tageshöchstdosis kann von Kindern durch den Verzehr von einer Tafel Schokolade schnell überschritten werden. Im Tierversuch fielen bei hoher Dosis Nieren- und Lebervergrößerungen auf.
476 Polyglycerinpolyricinoleat –

481 Natriumstearolylactylat+ 482 Calciumstearolylactylat+

Künstliche Emulgatoren wie Entschäumer und Fettkristallbeeinflusser (**E 491 – E 495**) findet man in Schokolade, Zucker- oder Backwaren. 150 g Backwaren reichen aus, um die Höchstdosis zu erreichen. Im Tierversuch wurden bei hohen Dosen Organschäden, Blasensteine und Durchfallerkrankungen festgestellt.

491 Sorbitanmonostearat + **492 Sorbitantristearat +**
493 Sorbitanmonolaurat + **494 Sorbitanmonooleat +**
495 Sorbitanmonopalmitat +

Trenn- und Triebmittel

Auch Soda oder Natron genannt. Verwendung als Back- und Brausepulver.

500 Natriumcarbonat +

Folgender E-Stoff ist auch als Pottasche bekannt. In der Regel keine Deklaration erforderlich.

501 Kaliumcarbonat +

Auch als Hirschhornsalz bekannt. **E 503** ist beim unmittelbaren Verzehr gesundheitsschädlich, beim Backen wird das Ammoniak weitgehend ausgetrieben.

503 Ammoniumcarbonat +

504 Magnesiumcarbonat +

Salzsäure dient zur Gewinnung von Speisewürze. Die Salzsäure wird mit Soda (E 500) oder Natronlauge (E 534) neutralisiert, so dass Verätzungen ausgeschlossen sind. Jedoch lassen die intensiven chemischen Umsetzungen bei der Speisesalz- und Speisewürzeherstellung zahlreiche neue und höchst fragwürdige Reaktionsprodukte entstehen, wie chlorierte Sterine oder Chlorpropanole, die sogar als Rattengift eingesetzt wurden. Keine Deklaration erforderlich bei Salzsäure und den Reaktionsprodukten!

507 Salzsäure -

508 Kaliumchlorid + **509 Calciumchlorid +**

Der folgende Stoff wird auch Salmiak genannt, kommt in Lakritzwaren vor. Sowohl am Tier als auch am Menschen Knochenschäden, Veränderungen von Blutbild, Nebenschilddrüsen und Nebennierenrinde. Bei Schwangeren Gewichtsverlust, Erbrechen, Appetitlosigkeit und Hyperventilation.

510 Ammoniumchlorid - -

513 Schwefelsäure +

Auch Glaubersalz genannt. In der Medizin wird es als starkes Abführmittel eingesetzt. Im fertigen Lebensmittel ist seine Konzentration sehr gering.

514 Natriumsulfat +

516 Calciumsulfat + = Gips

Natronlauge wird zum Eintauchen von Brezeln verwendet, daher auch der Name „Laugengebäck".

524 Natriumhydroxid +
525 Kaliumhydroxid +
526 Calciumhydroxid +
527 Ammoniumhydroxid +
529 Calciumoxid +
530 Magnesiumoxid +
535 Natrium-hexacyanoferrat +
536 Kaliumhexacyanoferrat +

Die vier folgenden Stoffe haben die selbe Wirkung wie der Stoff **E 338**.

540 Calcium-Diphosphate +
541 Saures Natrium-Aluminiumphosphat +
543 Natrium-Calcium-Polyphosphate -
544 Calcium-Polyphosphate-

Silikate, die Salze des Siliziums, verhindern das Zusammenbacken von pulverförmigen Trockenlebensmitteln. Speziell für Talkum bestand wiederholt Krebsverdacht, konnte aber im Falle des Verzehrs nicht erhärtet werden.

551 Siliciumdioxid, Kieselsäure +
552 Calciumsilikat +

553a Magnesiumsilikat +
553b Talkum +
554 Natriumaluminiumsilikat +
555 Kaliumaluminiumsilikat +
556 Calciumaluminiumsilikat +
559 Aluminiumsilikat, Kaolin +
574 Gluconsäure +
575 Glucono-delta-Lacton +
576 Natriumgluconat +
577 Kaliumgluconat +
578 Calciumgluconat +
579 Eisengluconat +
585 Eisenlactat +

Geschmacksverstärker

Glutaminsäure und ihre Salze, die Glutamate, können in hohen Dosen bei empfindlichen Menschen das „Chinarestaurant-Syndrom“ auslösen: Schläfendruck, Kopfschmerzen, Steifheit im Nacken, Darmentzündung. Sie täuschen den Verbraucher über die tatsächliche Zusammensetzung der Lebensmittel.

620 Glutaminsäure - -
621 Natriumglutamat - -
622 Kaliumglutamat - -
623 Calciumdiglutamat - -
624 Ammoniumglutamat - -
625 Magnesiumdiglutamat - -

626 Guanylsäure +
627 Natriumguanylat +
628 Kaliumguanylat +
629 Calciumguanylat +
630 Inosinsäure +
631 Natriuminosinat +
632 Kaliuminosinat +
633 Calciuminosinat +
634 Calcium-5`-Ribonucleotid +
635 Natrium-5`-Ribonucleotid +

Maltol führte im Tierversuch bei höherer Dosierung zu Veränderungen des Blutbildes und der Nervenfunktion. **E 637** ist fünfmal so wirksam.

636 Maltol +
637 Äthylmaltol +

900 Dimethylpolysiloxan +
901 Bienenwachs +
902 Candelillawachs +
903 Carnaubawachs +
904 Schellack +
905c Mikrokristalline Wachse -

910 Wachsester +
920 Cystein +
921 Cystin +
925 Chlor –
926 Chlordioxid -
927b Carbamid +

Synthetische Süßstoffe

Alle synthetischen Süßstoffe blockieren mehr oder weniger die Funktion der Darmflora dadurch, dass sie die DCA-Produktion im Körper, die für die Steuerung der Makrophagen zuständig ist, reduzieren.

950 Acesulfam K –

Aspartam ist für Patienten mit Phenylketonurie problematisch. Der Stoff ähnelt körpereigenen Hormonen. Bei empfindlichen Menschen kam es zu Kopfschmerzen, Benommenheit, Gedächtnisverlust, Sehstörungen und Hyperaktivität. Darüber hinaus hemmt er die Produktion der körpereigenen Desoxycholsäure (DCA) besonders stark und nachhaltig. Dies kann zu einem Erlahmen des unspezifischen (körpereigenen) Immunsystems führen und zur Schwächung der Viren- und Krebszellenabwehr.
951 Aspartam - -

Cyclamat ist in den USA seit 1969 wegen Krebsverdachtes verboten.
952 Cyclamat –

953 Isomalt +
954 Saccharin –
957 Thaumatin +
959 Neohesperidin –
965 Maltit +
966 Lactit +
967 Xylit +

EU Health Claims Verordnung

Die Health Claims Verordnung wurde im Dezember 2006 durch das EU Parlament beschlossen, sie ist offiziell seit dem 1. Juli 2007 in Kraft, de facto aber erst seit 2008. Sogar die Schweiz hat – obwohl kein EU-Land – gleich nachgezogen und ihre bestehenden Gesetze, die ohnehin in punkto Gesundheit vorbildlich waren, angepasst. Übergangsfristen für bereits vorher im Markt befindliche Produkte gab es nur bis Mitte 2009. Der Geist der komplexen Verordnung von 16 Seiten, die geradezu einen ethischen und philosophischen Charakter trägt, wird am besten durch die folgenden Abschnitte deutlich:

"Eine wissenschaftliche Absicherung sollte der Hauptaspekt sein, der bei der Verwendung nährwert- und gesundheitsbezogener Angaben berücksichtigt wird, und die Lebensmittelunternehmer, die derartige Angaben verwenden, sollten diese auch begründen.
Eine Angabe sollte wissenschaftlich abgesichert sein, wobei alle verfügbaren wissenschaftlichen Daten berücksichtigt und die Nachweise abgewogen werden sollten.

(18)
Eine nährwert- oder gesundheitsbezogene Angabe sollte nicht gemacht werden, wenn sie den allgemein akzeptierten Ernährungs- und Gesundheitsgrundsätzen zuwiderläuft oder wenn sie zum übermäßigen Verzehr eines Lebensmittels verleitet oder diesen gutheißt oder von vernünftigen Ernährungsgewohnheiten abbringt.
(19)
Angesichts des positiven Bildes, das Lebensmitteln durch nährwert- und gesundheitsbezogene Angaben verliehen wird, und der potenziellen Auswirkung solcher Lebensmittel auf Ernährungsgewohnheiten und die Gesamtaufnahme an Nährstoffen sollte der Verbraucher in die Lage versetzt werden, den Nährwert insgesamt zu beurteilen. Daher sollte die Nährwertkennzeichnung obligatorisch und bei allen Lebensmitteln, die gesundheitsbezogene Angaben tragen, umfassend sein."

Auf den folgenden Seiten finden Sie Anzeigen von ÖkoWellness-Partnern.

„Der Arzneien höchste ist die Liebe."

Paracelsus, 1500 n.Chr.

Eves Welt.
Liebe in Zeiten des Klimawandels

Ein philosophisch-ökologischer Abenteuerroman
von Maik Hosang. 294 Seiten. www.phaenomen-verlag.de
Hamburg 2008, 20 €

„Will Richtung Bern und 100 Euro für Greenpeace.
Biete dafür eine Nacht mit mir!"
Mit diesem Schild in der Hand geht eine junge Frau auf Reise zu den uralten Geheimnissen und neuesten Erkenntnissen vom Glück und Sinn des Daseins. Begleitet von der mystischen Philosophin Diotima entdeckt Eve ihre Welt - als eine Welt der Liebe, in der das menschliche Herz nicht nur Blut transportiert, sondern auch den Sex mit der Seele und beides mit dem Kosmos verbindet.
Ein Buch über offene Möglichkeiten lebendiger Menschen, mit sich selbst sowie anderen Wesen verbunden zu sein.
Ein Ausblick auf Chancen, die drohenden Klimakatastrophen zu mildern - und ein großes erotisches Abenteuer.

„Ein wunderbares Pendant zu 'Sofies Welt'".

Wolf Schneider (*connection.de*)

Wo finden junge Menschen eigentlich noch ernsthafte Antworten auf ihre Lebensfragen? Vielleicht beim Lesen eines Buches wie diesem. Man kann es ihnen und ihrem Gehirn nur wünschen.

Prof. Dr. Gerald Hüther, Hirnforscher

Endlich mal schreibt jemand, was ich schon so lange gerne lesen möchte. Oft sind Empfindungen / Prozesse / Gedankengänge von Eve beschrieben, als wären es die meinen, oft frühere Erfahrungen - es ist faszinierend!!

Katrin Schulz, Umweltmanagerin

KEIKO

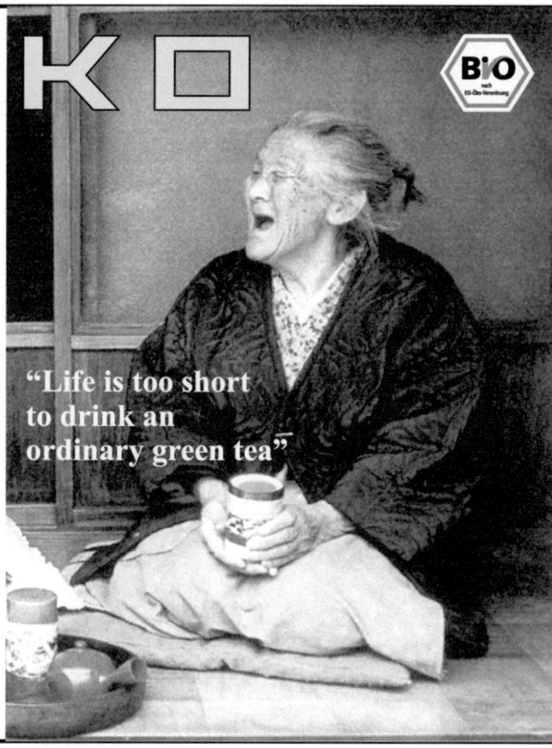

- Echter Japanischer Grüntee aus eigenen Teegärten in Kagoshima.
- Aus kontrolliert ökologischem Anbau.
- Frischer, leuchtend-grüner Halbschattentee, direkt im Teegarten oxidationsgeschützt verpackt.

STIFTUNG WARENTEST 2/99:
Keine Pestizidbelastung bei KEIKO-Tee
Gesamtergebnis: 17 mal stark belastet,
1 mal deutlich, 2 mal gering, 2 mal keine Belastung

www.keikotee.de

ÖkoWellness®

Diagnostik, Beratung, Therapie, Produkte -

Alles aus einer Hand!

ÖkoWellness Shop
Wien
Alserstraße 47
1080 Wien
Tel. & Fax :
+43 (1) 405 77 17

ÖkoWellness Zentrum
Berlin - Friedrichshagen
Müggelseedamm 162
12587 Berlin
Tel.: +49 (030) 616 74 828
Fax: +49 (030) 616 74 829

www.oekowellness.de - berlin@oekowellness.de

Lehm – Natürliche Infrarotwärme mit Klimafunktion

Meilensteine in der Entwicklung von Infrarotkabinen zeigen die neuen Lehm-Gesundheitskabinen von GASPO mit dem patentierten Lehm-Wärme-Akku™. Das neue Strahlungselement nimmt Luftfeuchtigkeit selbständig auf und reguliert so die Luftfeuchte in der Kabine auf einzigartige Weise. Zusätzliche Luftfeuchtigkeit erzeugt nicht nur ein angenehmes Klima in der Kabine, sondern aktiviert die Abwehrfähigkeit der Haut gegenüber Mikroben, verringert die Lebensdauer vieler Bakterien und Viren, verhindert ein Austrocknen der Schleimhäute und unterstützt damit deren Selbstreinigung. Erkältungskrankheiten wird so vorgebeugt.

Weiters gibt der Wärmespeicher Lehm Wärme ab für ca. 90 Minuten und trägt damit zu einer Energieeinsparung von ca. 30% bei. Bei einem 5-fach höheren Wärmestrahlungseffekt gibt es kaum eine Belastung durch Feinstaubpartikel.

Wer regelmäßig in einer Lehm-Gesundheitskabine abtaucht, gönnt seinem Körper und Geist eine verdiente Wohlfühlzeit. Nur wer entspannt ist, kann neue Energie tanken. Unser Körper entzieht dem Lehm alle positiven Eigenschaften, die er für sich nutzen kann. Daraus speichert er die Energie, die er für den Alltag braucht. Mit einer ausgewogenen Mischung aus Energie und Entspannung fühlen sich Körper, Geist und Seele richtig wohl.

Das gesunde Schwitzen in Lehm-Wärme-Kabinen wird als Wohltat empfunden, die reinigt und belebt. Das Resultat? Ein rundum sichtbar glücklicherer Körper, der mit der Seele im Gleichklang schwingt.

Näheres unter **www.lehmkabine.at**

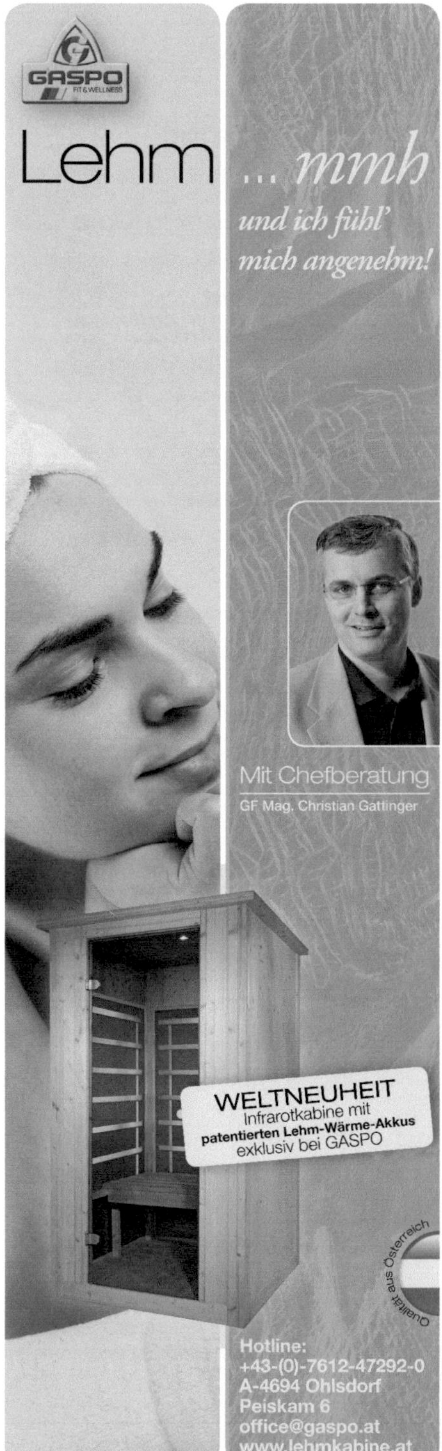

Microflorana®-F & Micro-Basic®

Kombinationskur zur Darmsanierung -fördert den regenerativen Darmfloraaufbau und den Säure-Basenhaushalt des Körpers

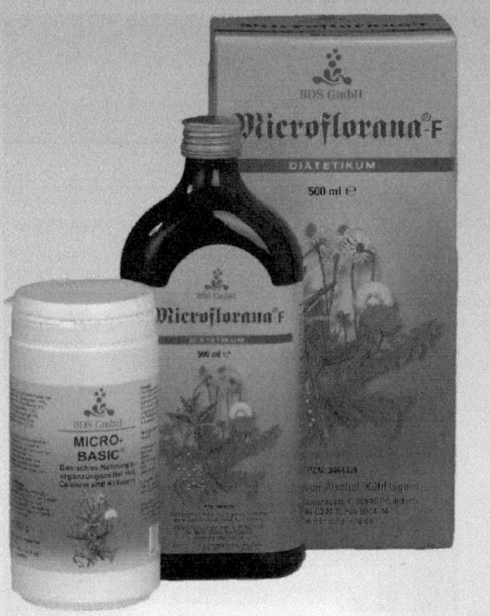

-natürliche Hilfe für den Darm, -bestens verträglich, -überzeugend im Ergebnis -einfache Anwendung. Eine Produkt-zusammenstellung mit völlig neuartiger Substanzkombination und enormen regulativen Eigenschaften.

Enzymatisch aktive Nahrungsergänzungsmittel und Diätetikas aus den Alpen für die richtige und bewußte Ernährung.

Microflorana®-F ist ein diätetisches und fermentiertes Konzentrat aus effektiven Microorganismen mit bifidus- und lactobakterienfermentierten Vegetabilien, Gemüsesorten, rotkörperhaltigen Früchten, Süßmolkekonzentrat und Blütenpollen.

Micro-Basic®, Pulver
Basisches Nahrungsergänzungsmittel mit Calcium und Kräutern. Micro-Basic erhält in der Kombination mit Microflorana-F den natürlichen Säure-Basen-Haushalt und hat durch ein schonendes Herstellungs- und Verarbeitungsverfahren eine hohe Bioverfügbarkeit. Es versorgt den Organismus mit wertvollen, basischen Vitalstoffen.

PZN Microflorana-F 500 ml: 3464326
PZN Microflorana-F 150 ml: 8530950
PZN Microflorana-F Direct: 4471110
(20 x 25 ml trinkfertige Portionsflaschen = 500 ml)

PZN Micro-Basic
Pulver, 250 g: 0682169

www.microflorana.de,
E-mail: info@microflorana.de
Hersteller/Vertrieb/Infos und Beratungshotline:
BDS GmbH

BDS GmbH

Sango Vital® & Indikatorpapier

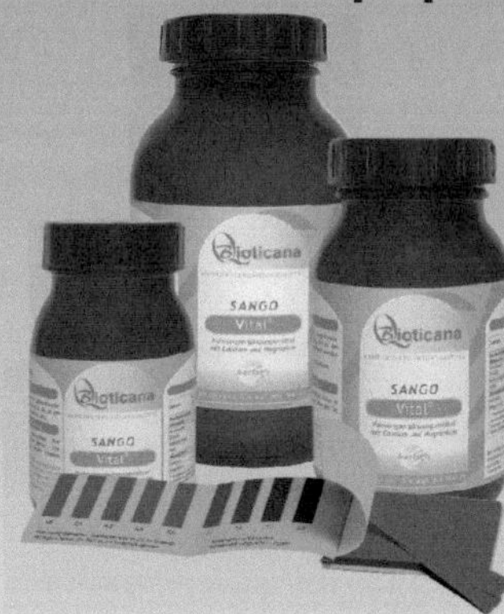

Natürliches Calciumcarbonat aus der Sangokoralle, basisch-mineralisches Nahrungsergänzungsmittel & Indikatorpapier zum Messen von pH-Werten in Flüssigkeiten

Sango Vital® besteht aus Calcium- und Magnesiumcarbonat der Sangokoralle, und zwar in einem für den menschlichen Organismus idealen Verhältnis, aber auch andere wertvolle meeresbiologische Substanzen (u.a. Kalium, Eisen, Zink, Mangan) sind enthalten.

www.sango-korallen.de

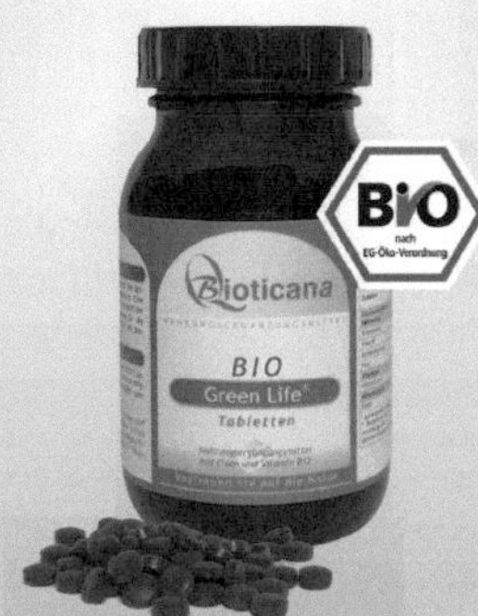

Chlorophyllhaltiges, basisches Algen- und Nährstoffkonzentrat

BIO Green Life® ist eine ideale basische Nährstoffquelle, die durch ihre Ver- und Bearbeitung nicht entwertet wurde. Sie wird in einem speziellen Herstellungsverfahren so veredelt, dass alle Vitalstoffe über einen längeren Zeitraum erhalten bleiben.

www.bioticana.de,
E-mail: info@bioticana.de
Hersteller/Vertrieb/Infos und Beratungshotline:
Bioticana GmbH

Post- u. Lieferanschrift:
Gewerbestr. 4, 86946 Pflugdorf
Tel.: 08194-9304-0 Fax: 9304-44

Bioticana
gesund & Leben